拍打經絡基本法

凡夫·著

柳暗花明的人生路

病，可以只是病，也可以是提升自我的助緣。因為身體不夠健康所以生病，當身體狀況盪到谷底的時候，卻又學習了似乎不可能學習的自癒法，使得身體健康狀況日益改善。就在編輯這本小書的過程中，似乎又重新經歷了那段肝功能指數爆升的日子，正是在這樣的背景之下，開啟了另一段不同的人生路。

二〇一〇年四月某天，和老婆大人相約去看電影，觀影之前看到附近有「台南美食展」，就在裡面閒逛了一會兒，吃了好大一塊國宴級米糕，還送了一大杯豆漿。當時覺得自己撿到便宜了，還挺高興的。

誰知到了半夜，感到後背有個位置痛到難以忍受，然後開始嘔吐，反覆吐了三次，直到凌晨兩點，吐完後好了些，勉強可以入睡。隔天還是很不舒服，小便呈深褐色，有點像紅茶的顏色。但是因為腸胃不好，如果吃兩天藥必然腹瀉，所以也不想去看醫生，就在家裡硬撐著。後來不小心被老婆看見小便的顏色，急忙催促我去驗血。

又拖延到次日，才去住家附近的一間小診所抽血檢驗，直到檢驗報告出爐就立刻接到通知。當時我因為上班無法前往，幾經周折，醫生要我「立刻到附近的大醫院進行更詳細的檢驗，可能是猛爆性肝炎」。我先上網查了一下，才知道猛爆性肝炎致死率平均八成，就是十個人中會死八個，自覺難逃一死！

當時想，生老病死，人所難免，該努力的我已經努力了，小孩也夠大了，老婆也有好工作，養家活口不成問題，該說再見的時候，也沒有什麼遺憾了。後來想到父母尚在，我不忍心讓白髮人送黑髮人，所以又力圖振作，尋求治療。

當時血液檢查的主要指標是GOT和GPT（檢驗肝功能的兩個重要指標，兩者都是存在肝臟裡的酵素），這兩種指標的檢查紀錄及日期如下表。

醫療期間，醫生說：「這大概是膽結石造成的，你要不要動手術切除膽，要的話就簽切結書。」我問醫生：「確定是膽結石嗎？我可以看看結石的超音波影像嗎？」他手一指螢幕上像雪花一般的謎樣畫面，回答說就在那一堆雪花之中可能有顆膽結石，要切嗎？在反覆詢問都無法獲得確切的答案後，我走出醫院，決定要尋求自救之路。

先是嘗試了肝膽排石法，但是最後的瀉鹽水實在無法下嚥，試了一次之

	正常範圍	5/8	5/12	5/21	6/14
GOT	0~40	395	250	33	28
GPT	0~55	802	570	91	27

後就沒再嘗試。緊接著老婆的妹妹推薦蕭宏慈老師在二〇一〇年寫的書。巧的是，當天晚上我就在便利商店看見台灣版《醫行天下》（上、下冊），就是這兩冊書開始了我的自癒之路、學習之路，直到現在。

如今回頭想想，這個病是怎麼得的呢？起因就是從二十七歲開始，長年右側偏頭痛。剛開始吃止痛藥很有效，隨著時間過去，從一次買一盒到一次買三盒，從標準錠吃到加強錠，有一次「進步」到一天吃三顆加強錠才能勉強止痛。最後就是吃了那塊大米糕，因為糯米中富含油脂，而消化油脂需要膽汁，膽汁由肝分泌，當膽功能不正常，無法應付而向肝索求膽汁時，肝這位老大哥只好「爆」了。

當然，自癒法很多，也都有一定的效果，但是在眾多的自癒法中，我最熟悉也較為擅長的是拍打。因此本書將以拍打為主，輔以其他養生方法。這是數年來，我親身實踐養生法的心得集結。希望能夠對有興趣的朋友提供一些幫助。

出版這本書，集合了眾多助緣才能成就，該感謝的人太多了，不知從何謝起，就謝謝老天爺吧！

凡夫於二〇一五年九月

目錄

Part 1 養生就要這樣拍：人人適用的五八拍打法

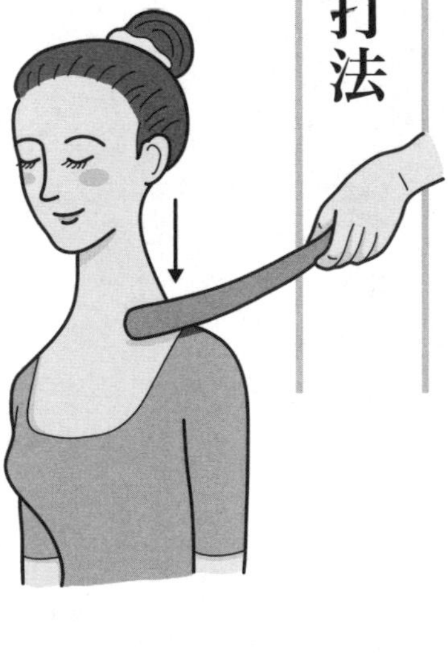

Part 2 認識拍打：從理論到應用

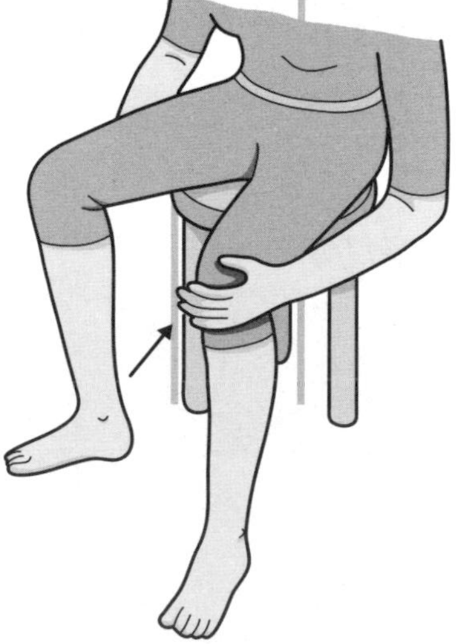

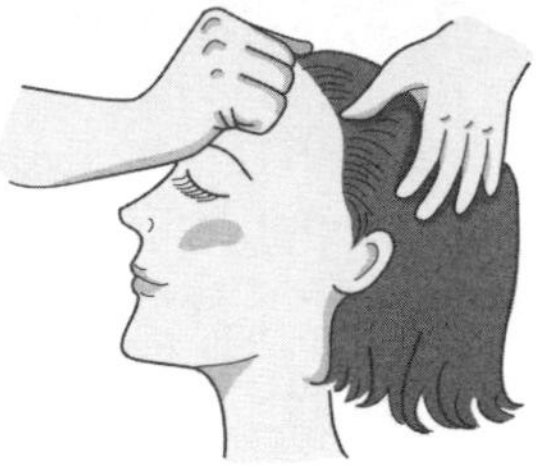

Part 3

防治篇：常見疾病拍打法

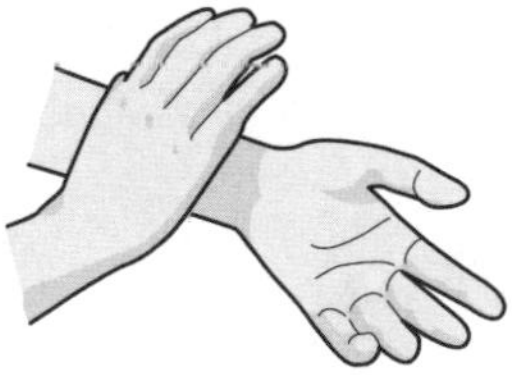

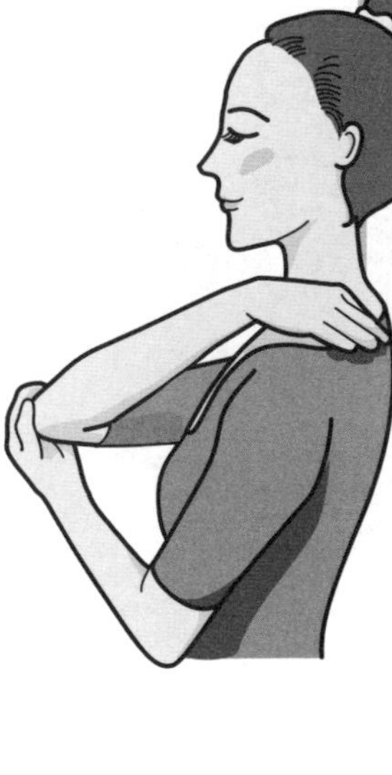

Part4 拍打案例分享

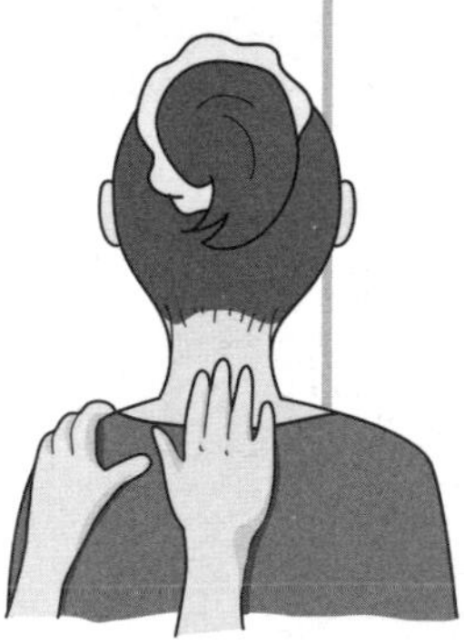

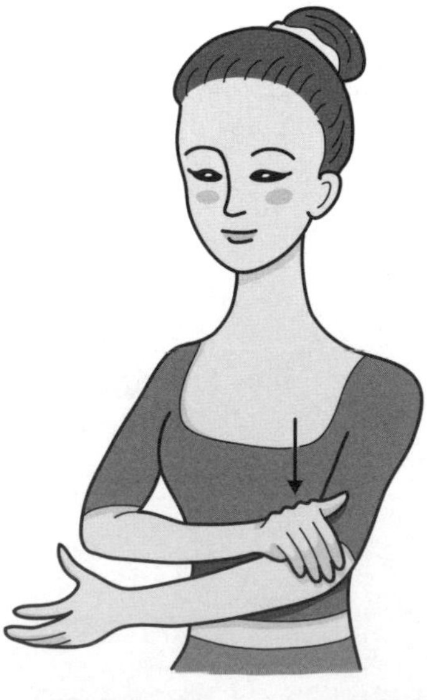

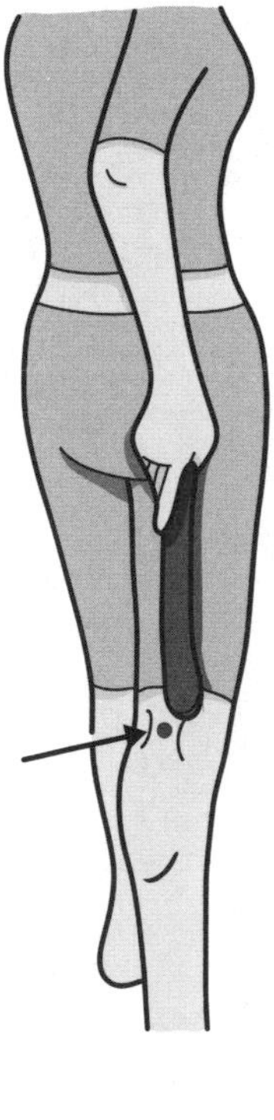

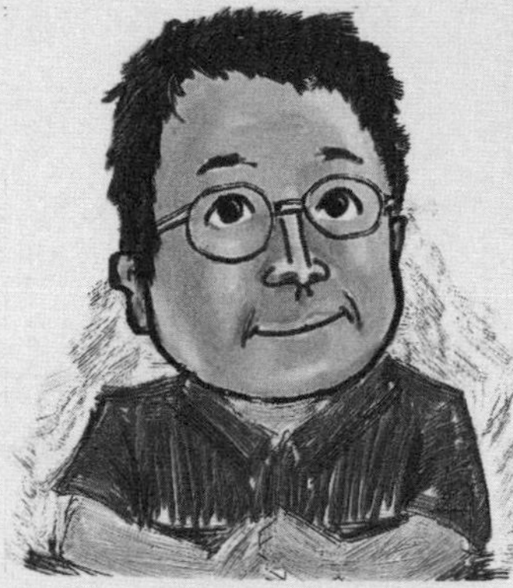

經絡拍打基本法

拍打為什麼有效？

拍打法最重要的核心觀念就是靠自己身體的自我恢復能力，此方法融合拉筋、禪跑、靜坐、斷食、講課成為一個整體的健康自我管理，而其內容仍在繼續擴展中。

將其中任何一種方法單獨拿出來看，只要堅持實施都會有一定的效果。但如果能統合運用，卻適當地補足了個別方法的不足，而形成了一個有機的整體。

舉例來說，拉筋能夠促進全身血液循環，調理脊椎與內分泌等問題，但是對於血瘀類的病症（比如五十肩），卻顯得不夠徹底；而拍打剛好以局部加強的方式補強了這一部分，其他方法同樣以其各自的特性互相輔助，形成一個完整的體系。

單以拍打而言，如果你問我為什麼對拍打這麼有信心？除了我自己的親身體驗，以及多年幫拍下來的驗證實例之外，還有更科學更實際的學理支持。我認為拍打最適合用來清理體內的淤堵，你可以想像一下，一套管路系統的管壁上如果黏滿了污垢，最後這個系統將會因淤堵嚴重而停止運行。在真正停止運行之前會先有很多的警訊，通常是「疼痛」！

疼痛是身體的警報系統，接受到警訊之後該如何處理呢？如果是吃止痛藥，這就是將警報器關閉，而真正的問題並沒有解決，無異於掩耳盜鈴。這時最應做的是效法大禹治水的精神，採取疏通法，將淤堵之處疏通，禍患自然就消弭於無形！

身體的通道疏通了，血液自然順暢流動，血液中所攜帶的養分、氧氣能夠充分供應身體各部分，人體無法利用而需要排除的廢物也能順利排出。許多身體毛病自然就迎刃而解，而無需過度糾結於單一症狀的處理。

更進一步來說，許多身體的疾病往往反映出內在的心理狀態。在拍打過程中，經常看到有人拍到低聲飲泣或嚎啕大哭，你以為是拍痛了嗎？不是的。每次只要有人開始出現這種狀態，我就會問：「你是太痛嗎？」他們的回答都很一致，不是因為痛，只是忽然覺得悲從中來！這不是因為痛，而是觸動了平時隱而未顯的心理傷痛，如今有管道抒發了，心中的結就會慢慢打開。

所以說，拍打，是一種由身而心、身心同治的自癒法。在我看來，每個人都需要一個可長可久的自我保健的方法，拍打也好、拉筋也好，或是跑步或是做瑜伽，只要適合你，而你又能持之以恆，那就是好的保健法。如何選擇，就需要靠自己的智慧及衡量身體情況了！

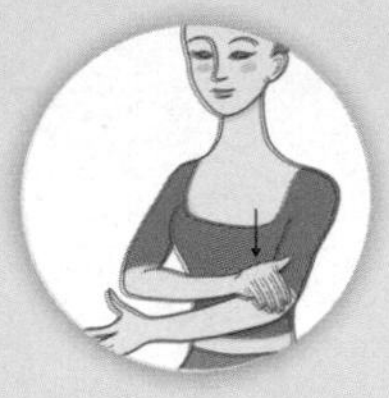
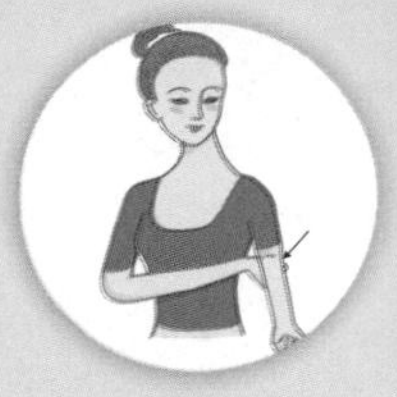

Part 1

養生就要這樣拍

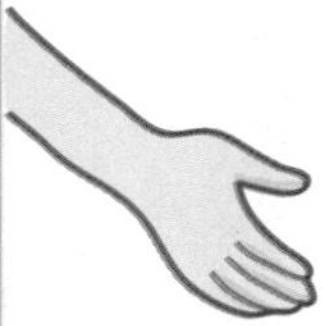

人人適用的58拍打法

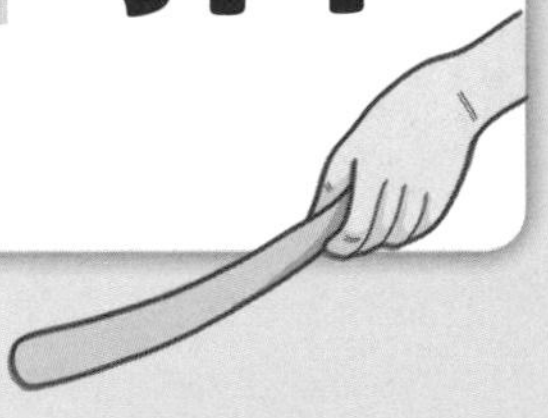

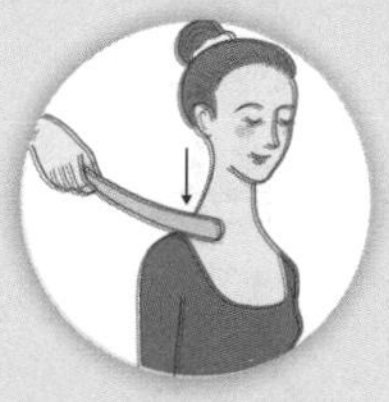
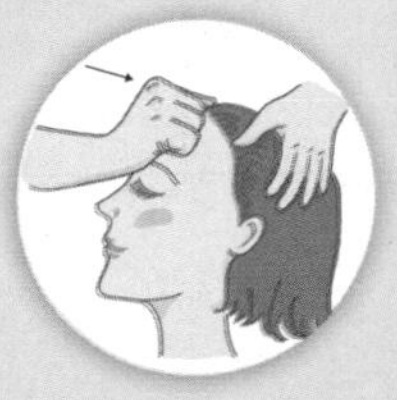
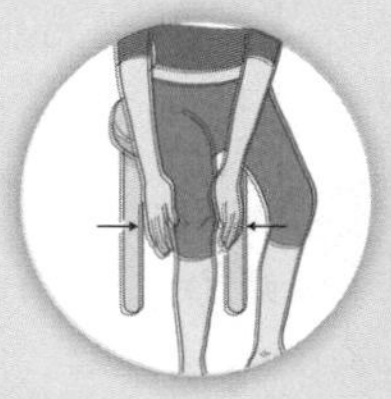
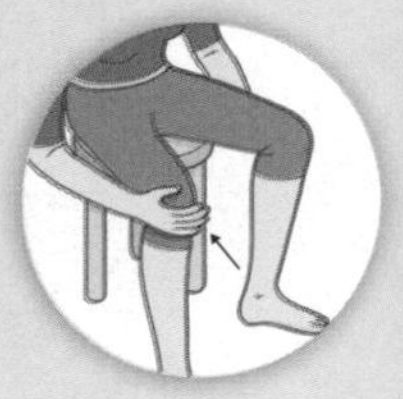
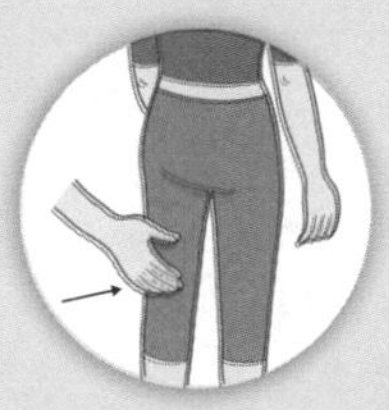
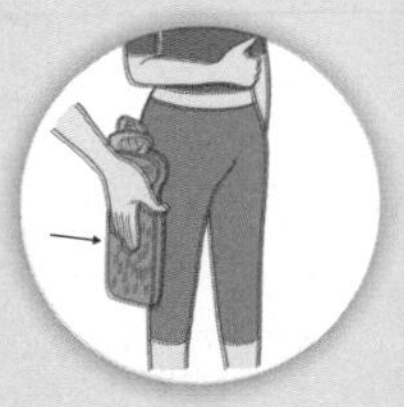
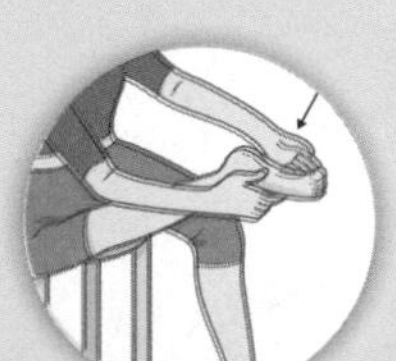
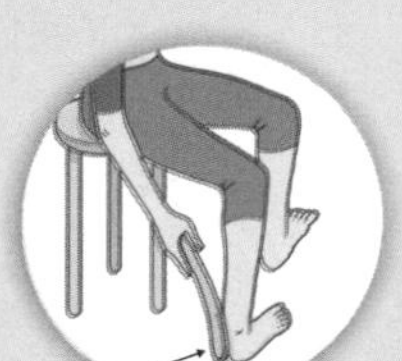

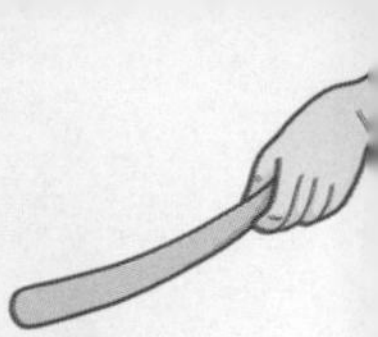

什麼是五八拍打法？

五八拍打法的「八」，指的是人體的8個重要關節部位；
五八拍打法的「五」，指的是每個部位每一回合的拍打數——50下。

8個關節（從身體上至下）

1. 雙手肘關節
2. 雙手腕關節
3. 雙腳膝關節
4. 雙腳踝關節

每個部位至少拍打50下

50下是每一部位每一回最起碼的拍打數，你可以視自己的時間、耐痛程度等情況自我調整拍打數。如果時間有限，可以減少拍打部位，但拍打數不可少於50下，否則無法發揮拍打的自療作用，等於白費力氣。比如說，如果時間有限，你可以只選兩手肘關節及兩腳膝關節拍打，但每個部位一定至少要拍滿50下。

8 個主要拍打部位

拍完手腳 8 個關節部位，等於把 12 條經絡都拍過了。

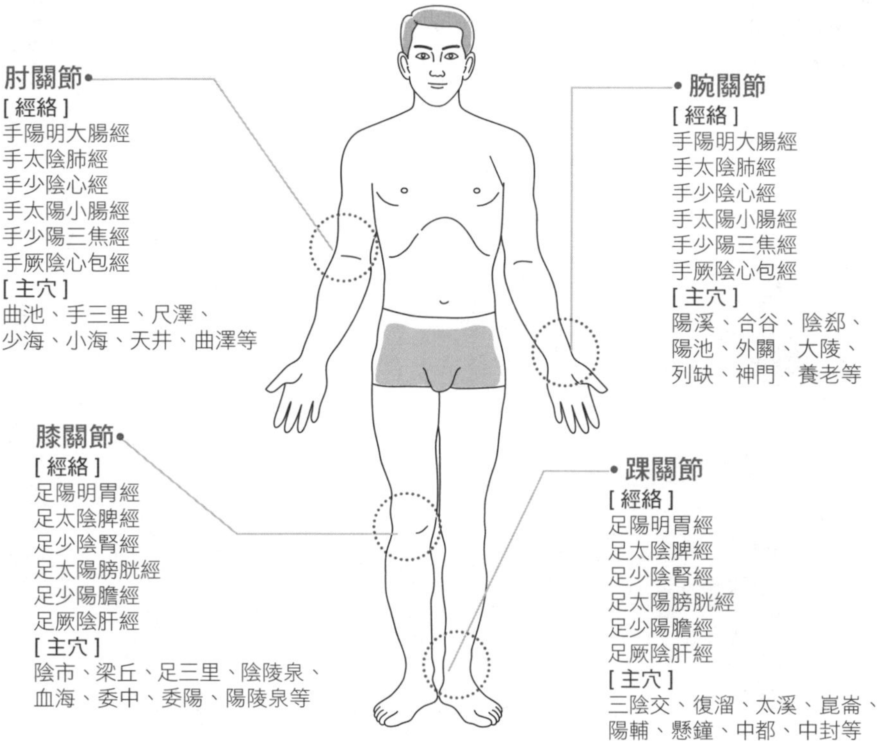

1 打通關節，就能打通全身血脈

人體的手腳關節是經絡的交匯處，許多重要的養生穴道都位於關節處，比如曲池、尺澤、神門、委中、內關、血海、足三里等。所謂「氣滯血瘀，氣不行，血不走，氣為血帥」，都是在描述一種現象，即氣滯發生在實際的血瘀之前，如果等到血液淤塞，疾病就會伺機坐大了。

2 透過關節排污口，清除身體垃圾

我們體內毒素的「排污口」都藏在關節的凹陷部位，比如腋窩、肘窩、膕窩（膝蓋後面）等處。拍打或按揉這些部位可以把濕毒排出去，身體就不會藏污納垢，病痛自然就會減輕或少生病。古印度醫學認為，由體內生出的疾病都是因為體風、膽汁及黏液失衡的結果，因此在瑜伽體位法中，也有轉動關節排除體內風濕的練習。

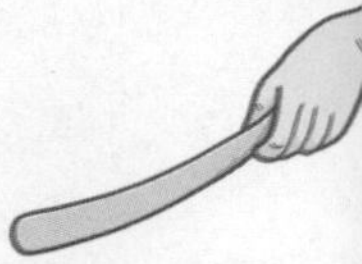

如何拍最有效？掌握拍打五字訣

不管是自己拍、被拍或幫他人拍，都要謹記拍打五字訣：鬆、靠、貼、律、心，才能拍得更輕鬆不費力，又有效果。

要訣1 鬆

拍打時，手腕、手肘、肩膀三個主要關節都要放鬆。一般力道，拍打時以手肘為主要活動關節，手腕要同時保持放鬆；重拍時，以肩膀為主要活動關節，帶動的手肘、手腕也要放鬆。被拍時，盡量全身放鬆，或至少做到被拍打的部位要放鬆。

要訣2 靠

什麼是「靠」？靠就是適當的支撐！比如拍打手小臂的內側時，手臂下方要有適當支撐；坐著拍打大腿上部脾胃區時，雙腿與地面呈90度；而站著拍打小腿外側時，兩腳併攏要站穩。

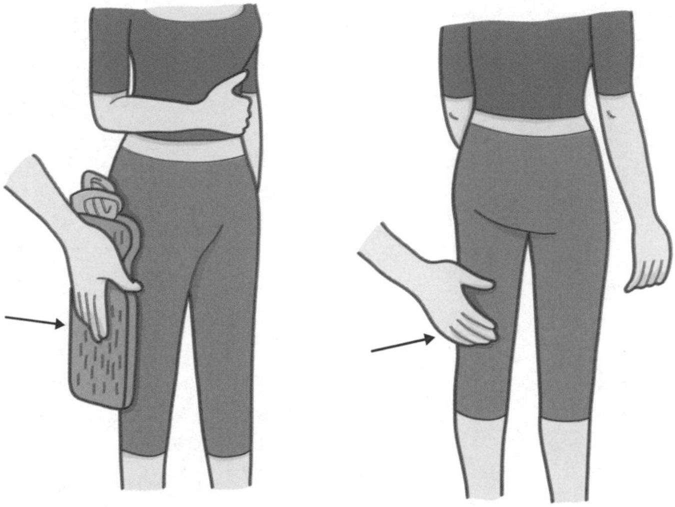

●拍打時，不管是用手拍或用拍痧板等工具拍，都要盡量「貼」被拍部位，盡量輕鬆自然地貼附在被拍部位。

要訣3 貼

不論是用手掌、手指、拍痧板、拍痧掌、拍痧條，「貼」這項要訣都很重要。以手拍來說，「貼」就是要用實心掌打，從手指到掌心要盡量輕鬆自然地包覆被拍打部位，擴大接觸面積。如果不夠貼，換來的是力氣耗費許多，效果卻很微小。

要訣4 律

「律」就是適當的節奏。拍打要帶點節奏感的慢慢拍，前後速度要一貫。慢慢拍時，主要用到緩動肌，不會產生過多的乳酸，而另一方面，慢慢拍也可以讓身體有足夠的時間清理拍打過程產生的乳酸。這就是慢慢拍不易感到累或痠痛的原因，反之，初學者往往會越拍越快，拍不到十分鐘就累到舉不起手了。

要訣5 心

「心」是指調心。調心首重感恩與懺悔，讓自己經常處於喜樂之中，不要輕易抱怨或生悶氣。在拍打時，要心存正念或正向思考，比如說對拍打抱有堅定的信念，邊拍打邊把自我療癒的意念貫注其中，就能漸漸領悟拍打對身心兩方面的效果。

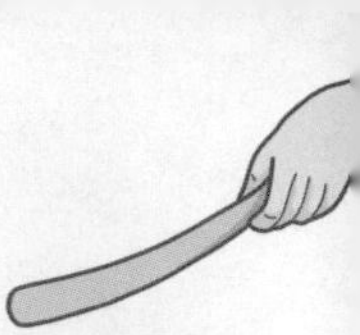

越痛越有效？對拍打力道的誤解

拍打的要點是放輕鬆，而非用盡力氣拍打。許多初學者以為拍打時，下手越重越好、越痛越有效果，導致有些人因怕痛而不敢嘗試，或是因用力過猛而發生問題。

拍打力道可視個人耐受度及身體情況調整

就拍打力道來說，可以區分為小、中、大三種程度，分別使用的是手腕、手肘及肩膀的主要關節，讀者可視自己的耐受度做調整。初學者可以靈活運用手腕關節的「甩力」有節奏地自己拍打，等到拍到適應後再改用肘關節來加大力道，如此循序進階。剛開始拍時會痛，然後漸漸不痛，最後是身心舒暢，這是必經的過程。如果是老弱、病人或幼童可以輕輕拍，同樣有安撫及激發身體產生自癒力的作用。

如何減輕拍打的疼痛？

拍打的疼痛使許多人聞之卻步，老實說不痛是不可能的，但這有限度的疼痛大部分的人都能忍受。

一般來說，拍打初期會比較痛，一旦拍到經絡暢通後，基本上就不太痛了。怕痛的人可以參考以下建議，在經絡未暢通前，減輕拍打疼痛的程度。

1 避免不良的生活習慣，注意自己的起心動念。

2 隔著一層衣服拍，雖然效果沒有直接拍打好，但可以用比較沉重的掌力補償，效果也很好，拍打的聲音及皮膚痛感都能有效降低。

3 **預熱法**：先幫身體預先加熱，比如拍打前先跑跑步、照射紅外線燈、曬太陽、泡溫泉、洗熱水澡、先熱敷拍打部位或喝點薑棗茶等。特別怕痛的人可以選擇先輕拍（以手腕力道為主），等到拍熱了（大約輕拍一百至二百下），再用一般力道拍打（以手肘關節甩動的方法）。以上方法不僅能減輕拍打過程的痛感，還有助於出痧。

4 **口誦法**：重點是拍打時「不可憋氣」。你可以念誦聖號、真言（例如耶穌基督、阿彌陀佛、六字大明咒）；念誦《零極限》的四句話：「對不起、請原諒、我愛你、謝謝你」；或是單純數拍打次數。

5 懷著感恩的心、接受的心拍打，疼痛會相對減少。

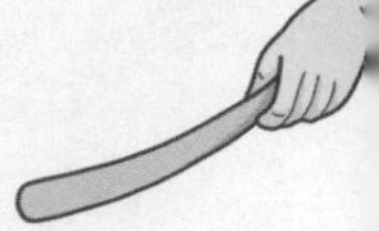

為何拍不出痧？

1 不夠放鬆

拍打時，不管是被拍者或拍打者都要放鬆，這樣力道才容易貫注進去。

2 手掌不夠厚軟

由於接觸面積小、密合度差，力道不容易傳遞。但經過長期的拍打訓練後，手掌會變得較豐厚柔軟，貫入的力道自然加大很多。此外，拍打久了，你也會抓到訣竅、拍出心得，自然能很快拍出痧。

3 不夠專心

不論是自拍或他拍，拍打者及被拍者都要集中自己的意念（也可邊拍邊數次數），避免講話聊天或玩電腦、手機等其他東西。

4 「惜皮」怕痛

自己拍打時因為怕痛下不了手，既沒有正常力道，拍打時間又不夠久，當然出不了痧。要強調的是，正常情況下拍打應該要靠自己拍，自己有心或無意造成的病痛，當然應該要靠自己去除。

五八拍打法①——肘關節

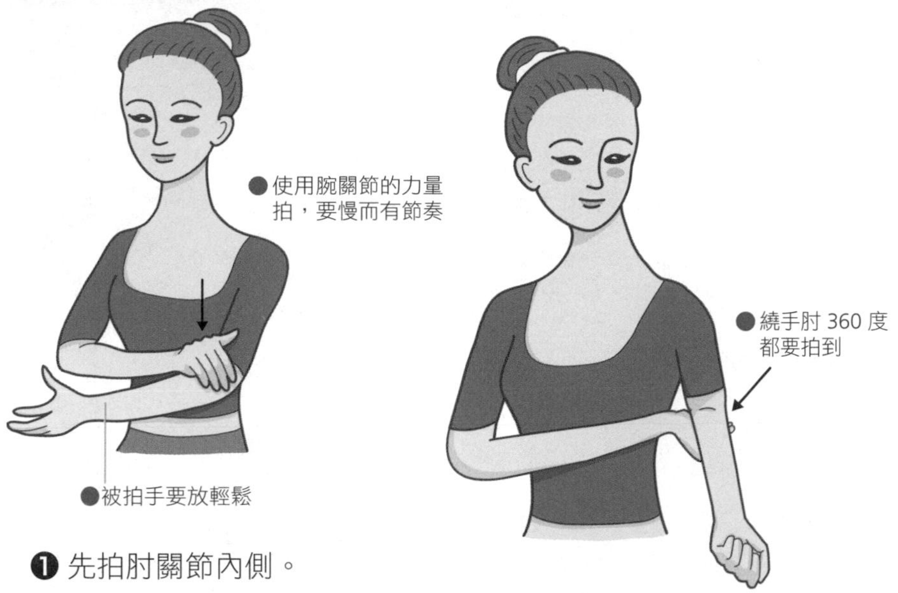

❶ 先拍肘關節內側。

❷ 被拍手要放輕鬆，拍打手掌要微彎，整個包覆手肘拍打。

❸ 邊拍邊數次數，至少要拍 50 下。時間許可，可拍 100-200 下或更久，視個人情況而定。有出痧的話，盡量拍到不痛，或拍久一點，直接拍到退痧。

❹ 續拍肘關節外側。整個手掌要包住肘關節。同樣至少拍 50 下，時間許可的話，比照步驟 3。

❺ 換手拍，比照前述拍法。

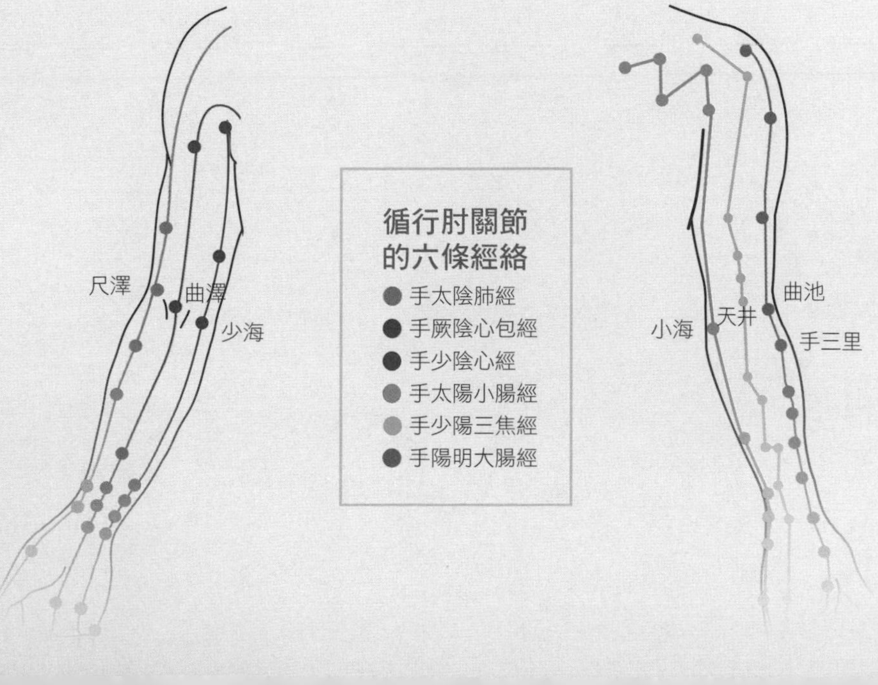

五八拍打法② ─ 腕關節

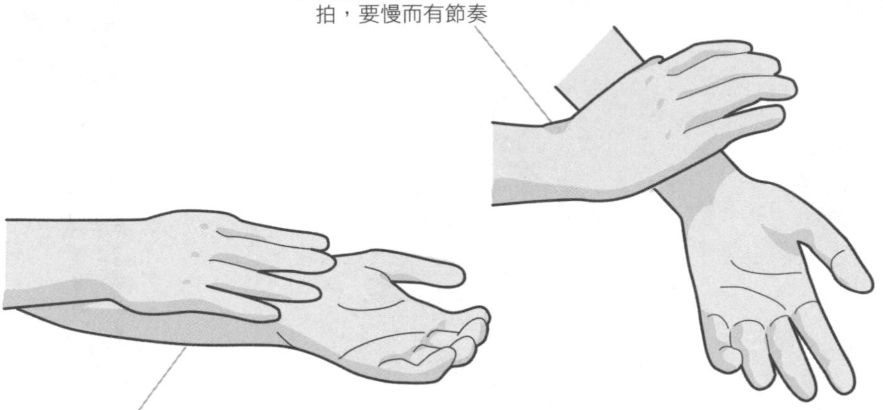
●使用腕關節的力量拍，要慢而有節奏
●被拍手懸空，放輕鬆
●平行或垂直拍都要用實心掌拍打，而不是虛掌

❶ 先拍腕關節內側，可以垂直拍，也可以平行拍。

❷ 被拍手要放輕鬆，拍打手掌要微彎，整個包覆手腕拍打。

❸ 邊拍邊數次數，至少要拍 50 下。時間許可，可拍 100-200 下或更久，視個人情況而定。有出痧的話，盡量拍到不痛，或拍久一點，直接拍到退痧。

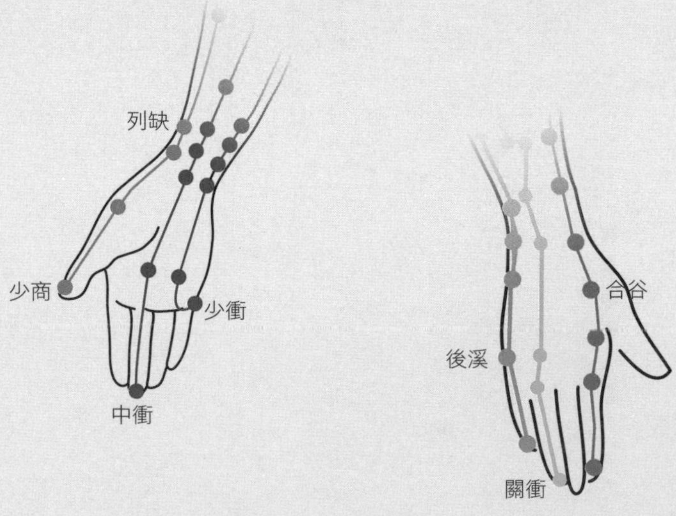

循行腕關節的六條經絡

- 手太陰肺經
- 手厥陰心包經
- 手少陰心經
- 手太陽小腸經
- 手少陽三焦經
- 手陽明大腸經

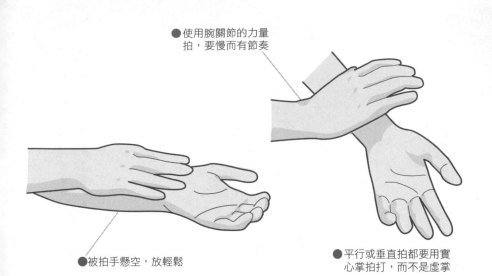

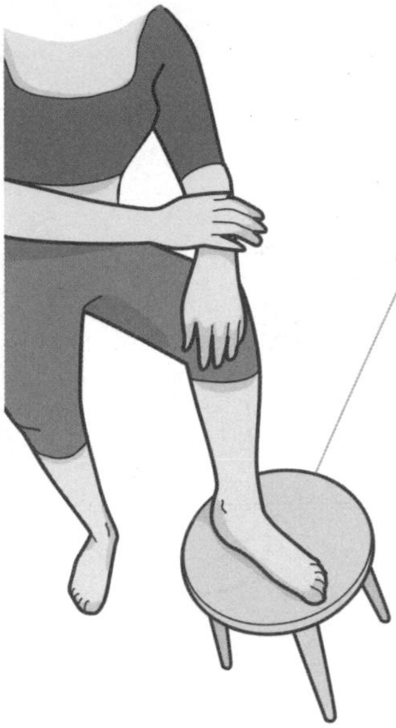
懸空力道不夠時，可
來支撐

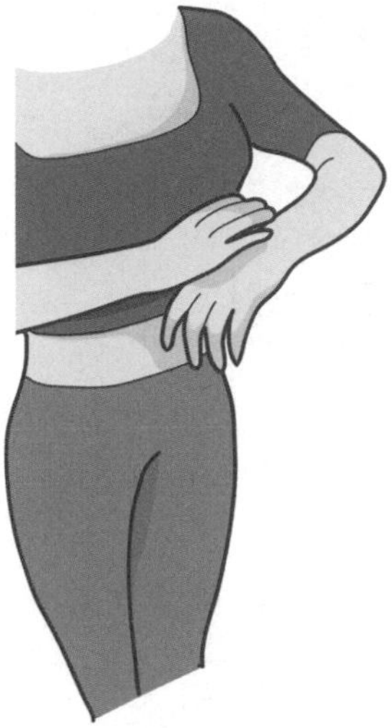

❹ 續拍腕關節背面，可以垂直拍，也可以平行拍。

❺ 被拍手自然放鬆、懸空。如果懸空力道不夠，可考慮用腳或其他物件支撐。支撐物不宜太硬，可能造成骨頭受傷；也不宜太軟，否則沒有支撐效果。

❻ 同樣至少拍 50 下，時間許可的話，比照步驟 3。

❼ 換手拍，比照前述拍法。

拍打內關穴，好處多多

手腕內側有重要的穴位「內關穴」，屬於手厥陰心包經的絡穴，古有「內關心胸胃」之說，是非常重要的急救穴位，不論是臨時的急症或拍打後不適，均可立即拍打內關穴緩解症狀。

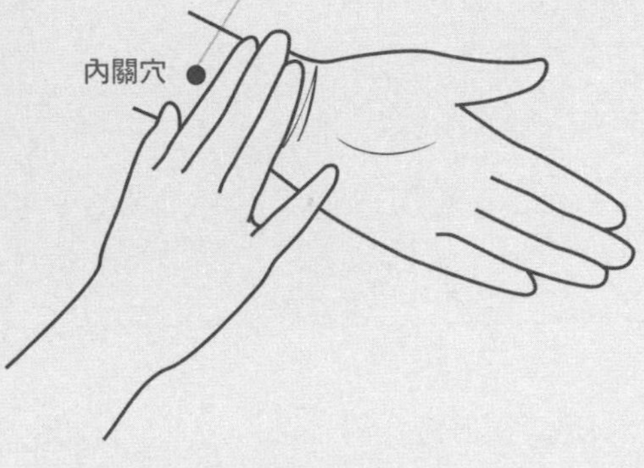
內關穴位於手腕上 2 寸，
約三橫指距離，就在第
三根指頭中間下方

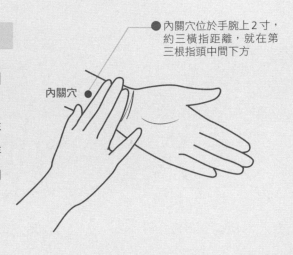

五八拍打法③——膝關節

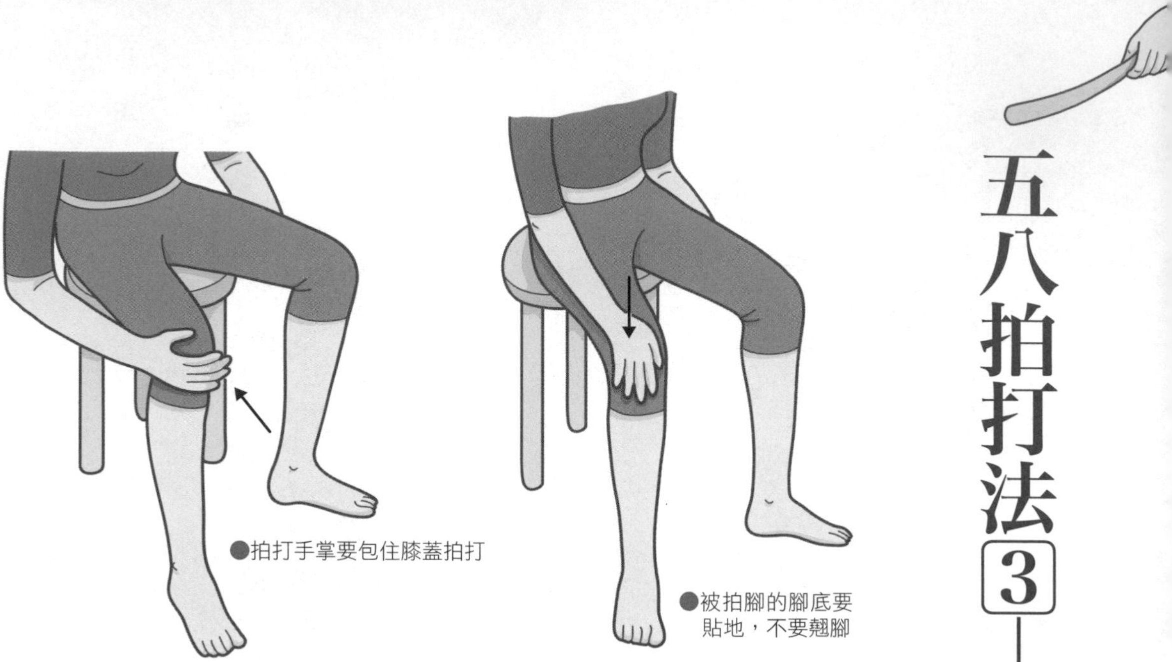

●拍打手掌要包住膝蓋拍打

●被拍腳的腳底要貼地，不要翹腳

❶ 先拍膝關節正面，可以垂直拍，也可以平行拍。

❷ 被拍腳要腳底貼地立穩，拍打手掌要以輕鬆自然的方式整個包覆膝蓋拍打。

❸ 拍打時，手腕要放軟、靈活，慢而有節奏拍打。

❹ 至少要拍 50 下。時間許可，可拍 100-200 下或更久，視個人情況而定。有出痧的話，盡量拍到不痛，或直接拍到退痧。

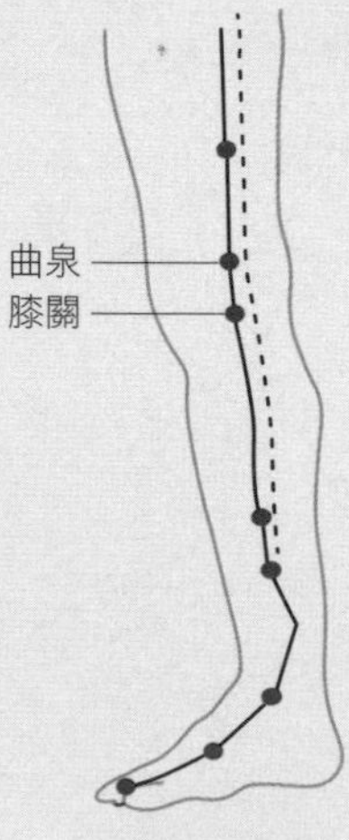

足厥陰肝經

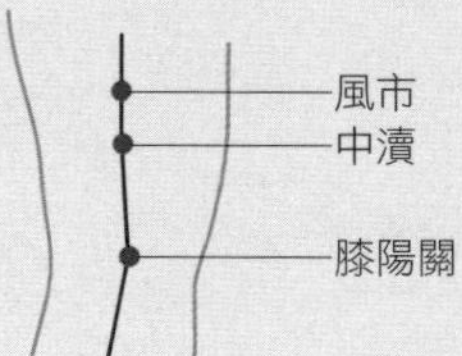

足少陽膽經

循行膝關節的六條經絡

- 足少陽膽經
- 足厥陰肝經
- 足陽明胃經
- 足太陰脾經
- 足太陽膀胱經
- 足少陰腎經

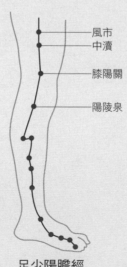

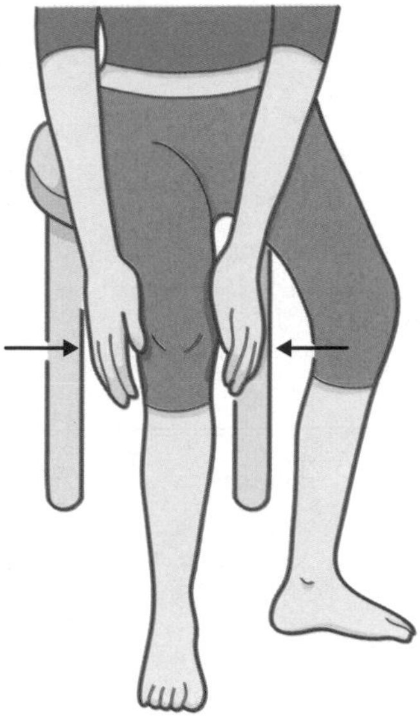

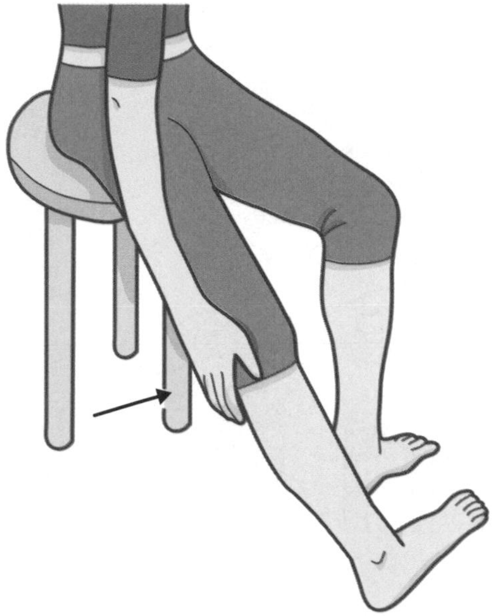

❺ 續拍膝蓋兩側，同時使用雙手拍打，至少拍 50 下。

❻ 最後再拍膝蓋後面的膕窩，同樣至少拍 50 下。

❼ 換另一腳拍打，比照前述拍法。

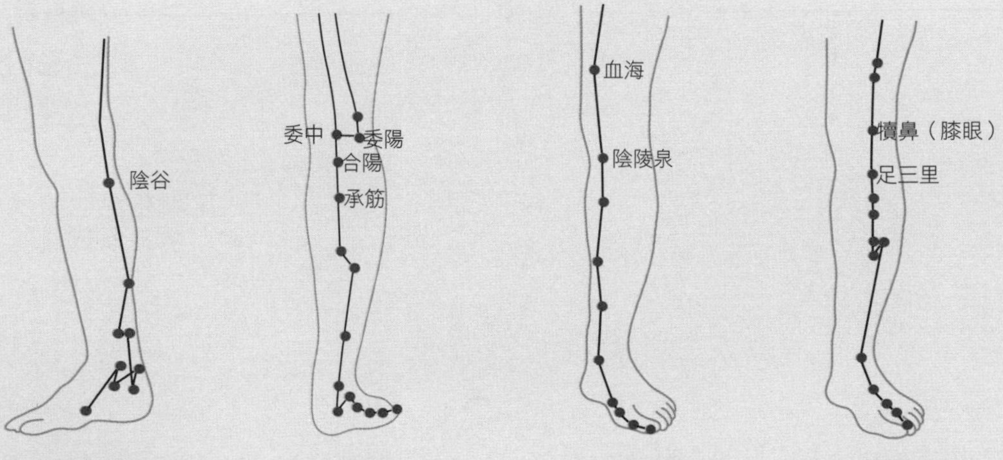

足少陰腎經　足太陽膀胱經　足太陰脾經　足陽明胃經

五八拍打法④——踝關節及腳部

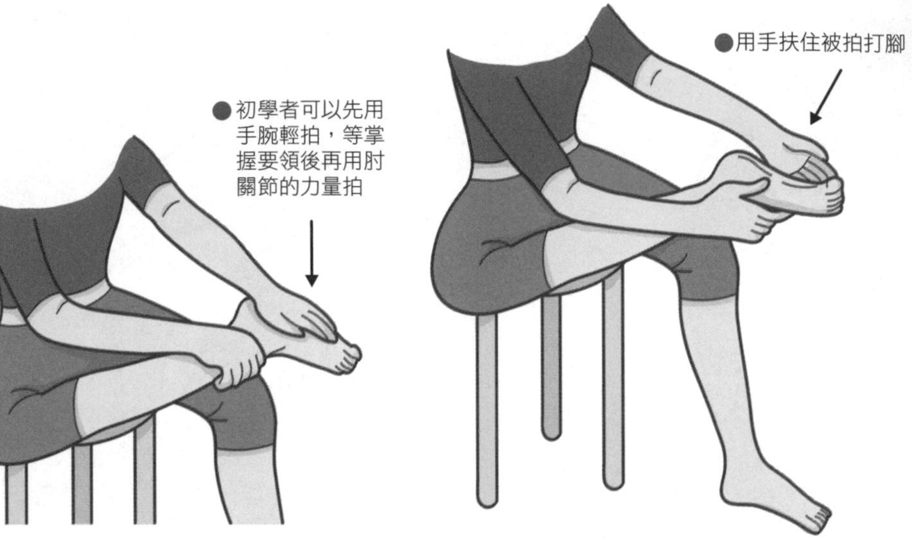

❶ 把被拍打腳（右腳）放在另一腳大腿上，用一手扶住穩固。

❷ 先拍打踝關節內側，再拍外側，同樣至少各 50 下，可用單手拍或雙手同時拍。

❸ 拍打腳背及腳底，同樣至少各 50 下。

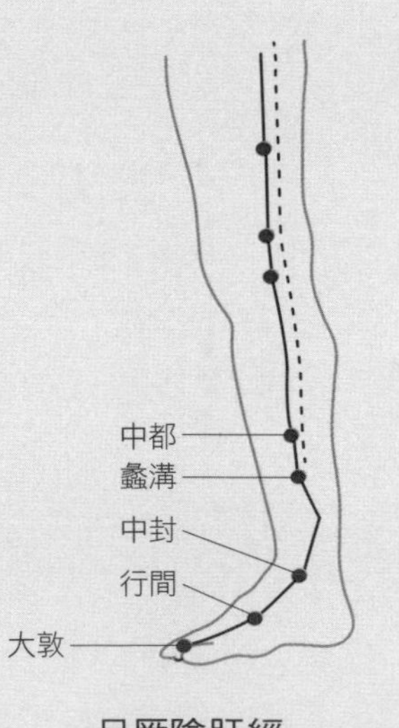

足厥陰肝經

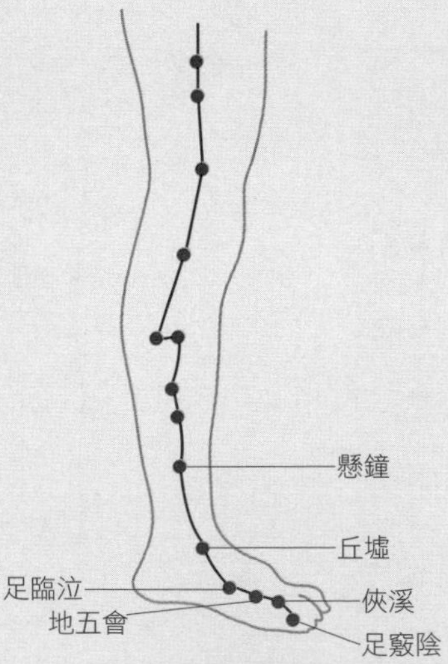

足少陽膽經

循行踝關節的六條經絡

- 足少陽膽經
- 足厥陰肝經
- 足陽明胃經
- 足太陰脾經
- 足太陽膀胱經
- 足少陰腎經

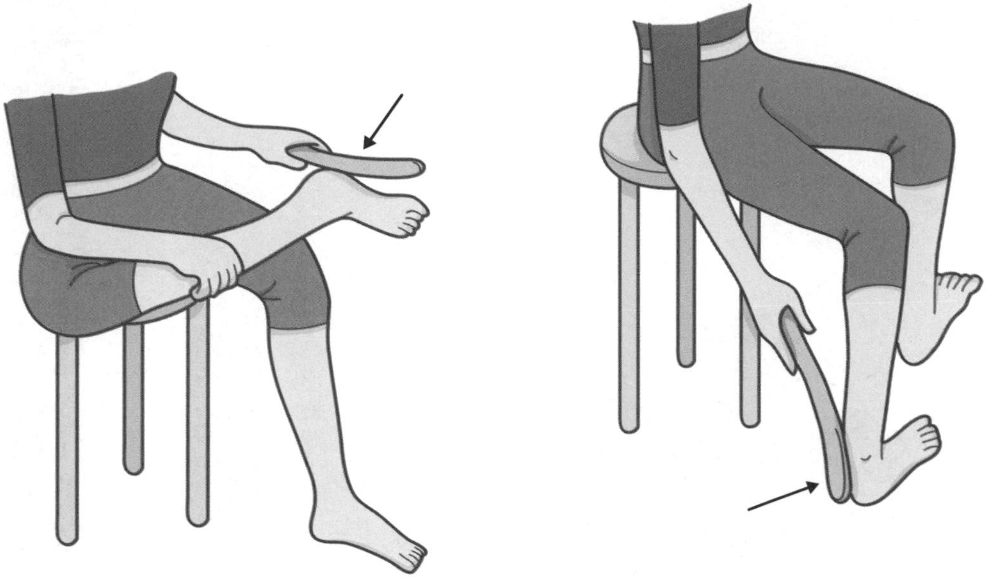

❹ 拍打後腳跟等不好施力的部位時，可以使用拍打工具輔助。

❺ 換另一腳拍，比照前述拍法。

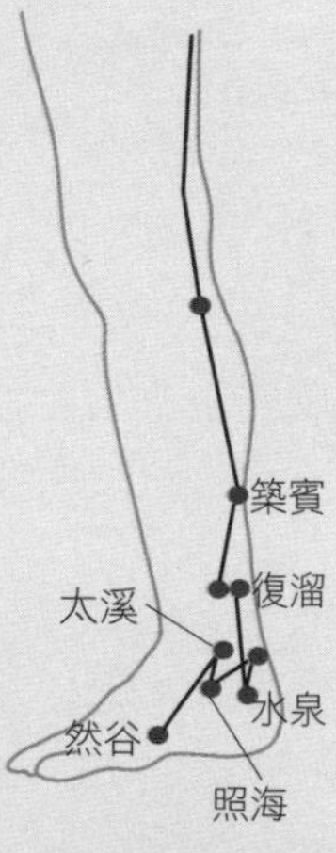

足少陰腎經

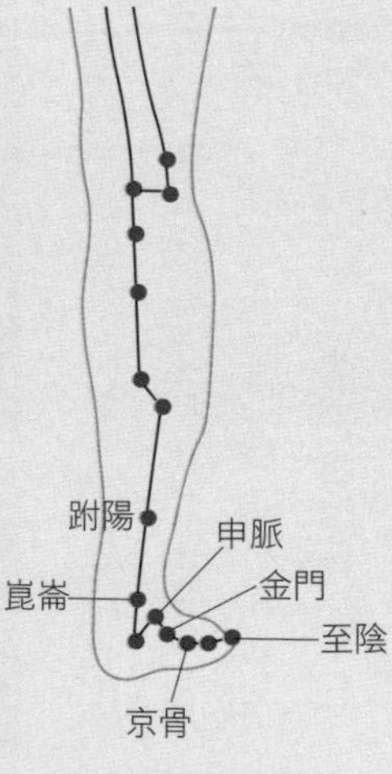

足太陽膀胱經

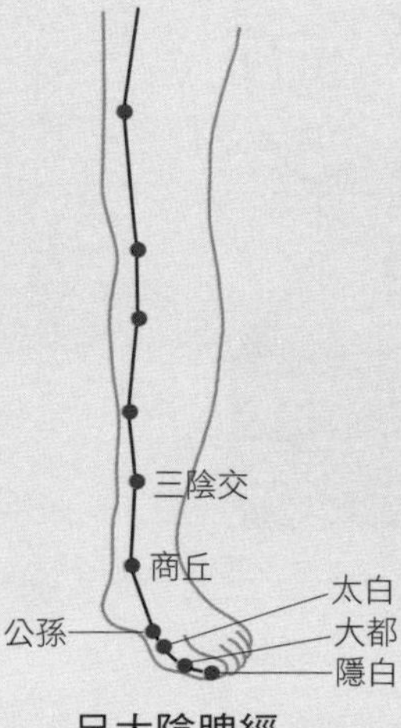

足太陰脾經

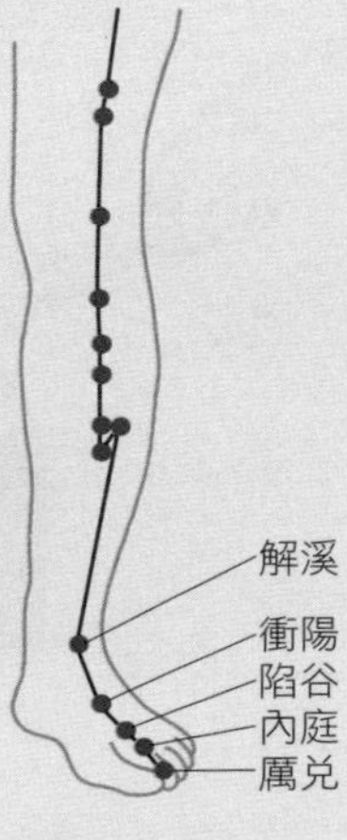

足陽明胃經

常見症狀簡易拍打法

鼻塞拍打法

這個拍打法專門應治鼻塞！拍時，被拍者頭部微仰；拍者手握拳，四指關節平行於髮際，用指節面敲打涵蓋髮際線的部位。這樣拍打時，力道可以直貫而下。拍時稍微用點力，如果位置正確，就能有效疏通鼻塞！

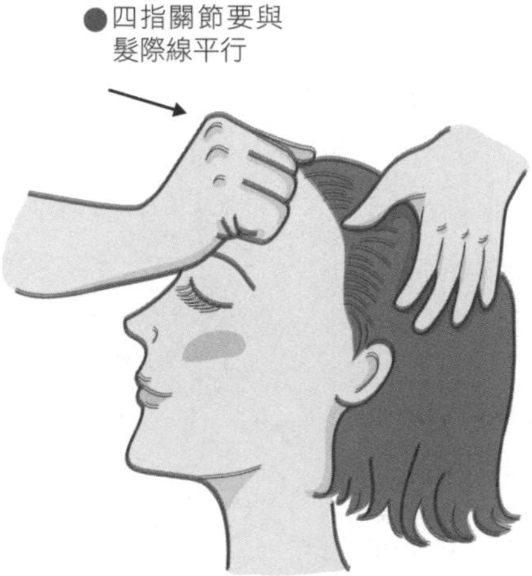

鼻子過敏拍打法

許多人都有鼻子過敏的問題，通常這是因為肩膀部位的經絡淤堵之故。拍時可以用手或拍痧工具，採取垂直於肩線或是平行於肩線的方向拍打。對於鼻過敏嚴重的人，只需要輕輕揮動手或拍痧棒進行拍打，被拍處就會出現腫痧。反覆拍至不痛不出痧，鼻子過敏問題自然就消失了。

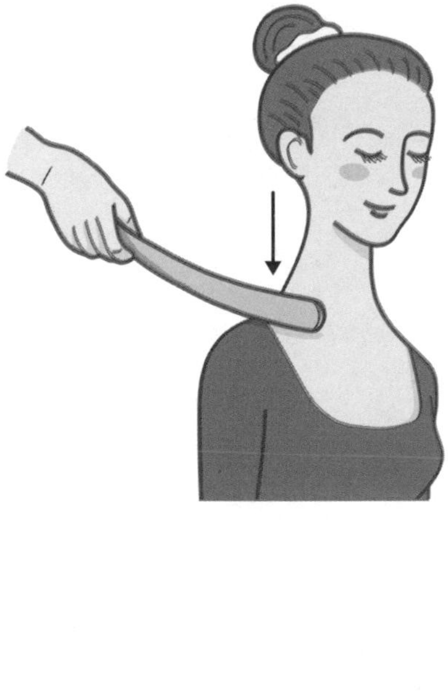

促進新陳代謝拍打法

這個姿勢主要是拍打大腿後方的膀胱經，靠下方處可以使用拍痧棒，靠上方部位則可以考慮用二支拍痧掌疊起來拍，這樣比較不費力，也比較不痛。膀胱經是身體的陽經，經常拍打可以提振精神及促進新陳代謝，下半身腫脹的人拍時特別痛，但要持之以恆經常拍。

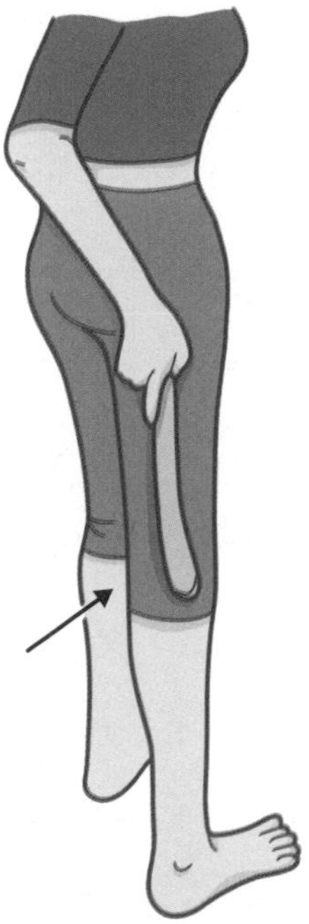

腰背痠痛拍打法

這個姿勢主要是拍打委中穴及其下方的小腿部位，對於腰痠背痛、足跟痛等問題特別有效。因為部位偏下，特別適合用長形的拍痧棒或拍痧條輔助拍打。委中穴位於膝蓋後方的膕窩中間，是膀胱經的要穴，由於藏在關節處，膀胱經的濕熱水氣容易在此積聚而殘留毒素，因此拍打時很容易出痧。

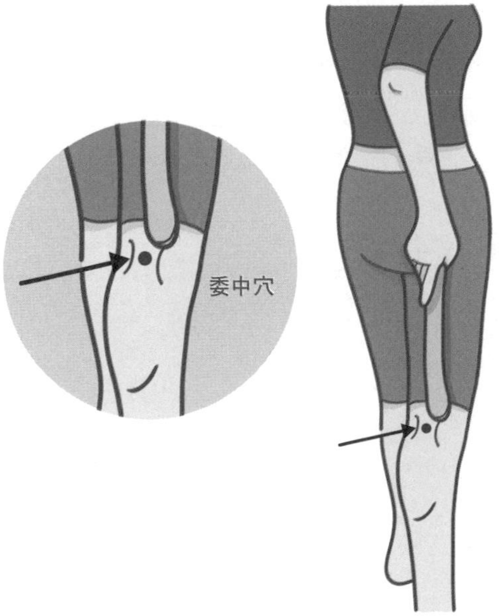

消除胃脹氣的拍打法

胃的常見問題不外乎胃酸過多、消化不良、胃脹氣等，而所有與胃相關的問題都可以從足三里穴開始，這是自古相傳的二大消氣穴之一，消的就是胃脹氣（另一個是腳掌背上的太衝穴，消的是怒氣）。足三里是足陽明胃經的要穴，位置不難定位，以左腳為例：先用左手拇指、食指掐住膝蓋兩側的膝眼，右手四指併攏，貼於左手拇食二指下方，小指的外下方處即為足三里穴。拍打法的好處是，認穴不用很精準，位置差不多就可以了。

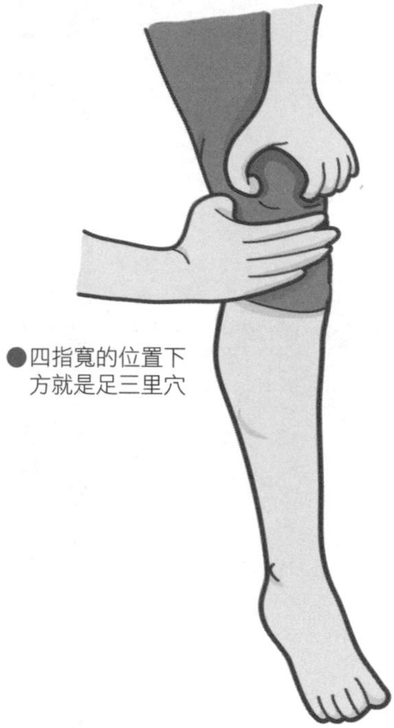
●四指寬的位置下方就是足三里穴

足三里的取穴

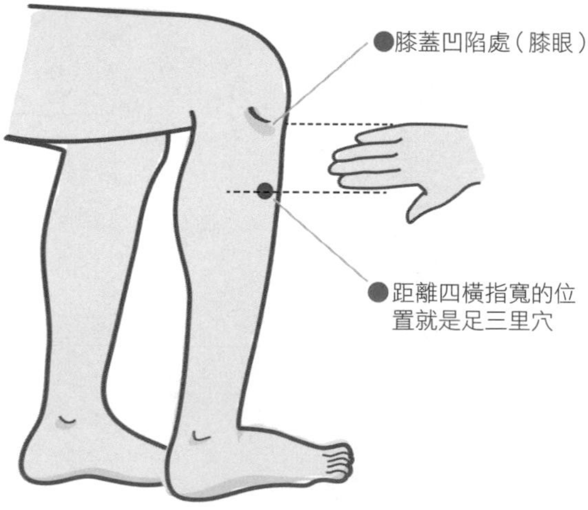
●膝蓋凹陷處（膝眼）
●距離四橫指寬的位置就是足三里穴

手腳冰冷、掉髮拍打法

腳後跟內側有腎經通過，在內踝尖的四周都是足少陰腎經的要穴，比如腎經的原穴太溪，可以調理腎臟相關疾病、喉嚨腫痛、手腳冰涼、精力不濟、手腳無力及掉髮等。這個部位也是足部全息反射的生殖系統反射區，可以調理子宮／攝護腺問題。

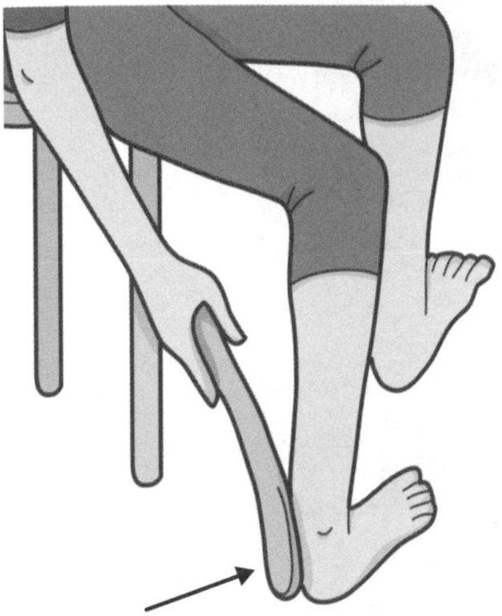

調理女性生理毛病拍打法

這個姿勢可以拍打到足內側面，包括後方的腎經，以及前方脾經的重要穴位。比如公孫穴是八脈交會穴之一，常和內關穴共同調理心、胸、胃方面的毛病；而隱白穴則是調理女性生理問題的要穴。

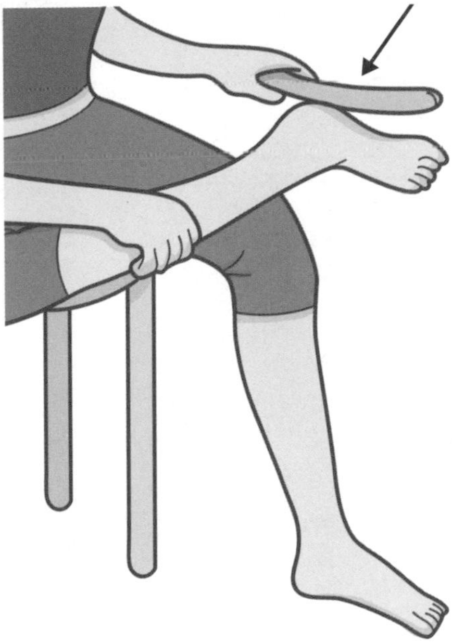

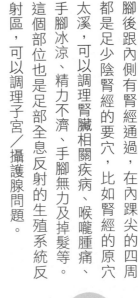

心臟相關問題

主要拍手肘部位及內關穴（位於手腕內側），手臂內側有心經及心包經循行，如果能把手臂內側（含腋下）全部拍完，效果更好。

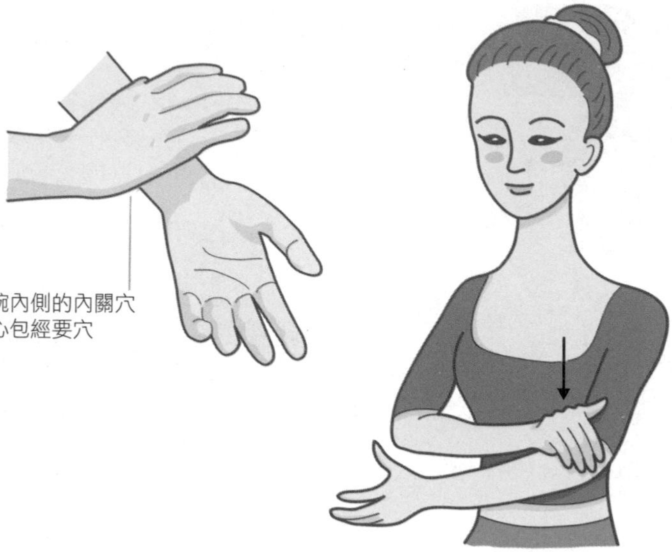

●手腕內側的內關穴是心包經要穴

眼睛痠澀（用眼過度）

起床前、上床後，可用指節輕拍（或輕敲）眼眶四周。有空時，還可徹底拍拍腿內側的肝經，所謂「肝開竅於目」，肝臟的精氣通於目竅，因此視力的強弱和肝有直接關係。拍打肝經對視力減退、眼睛乾澀及消除黑眼圈都有幫助。

●用指節輕敲眼眶四周

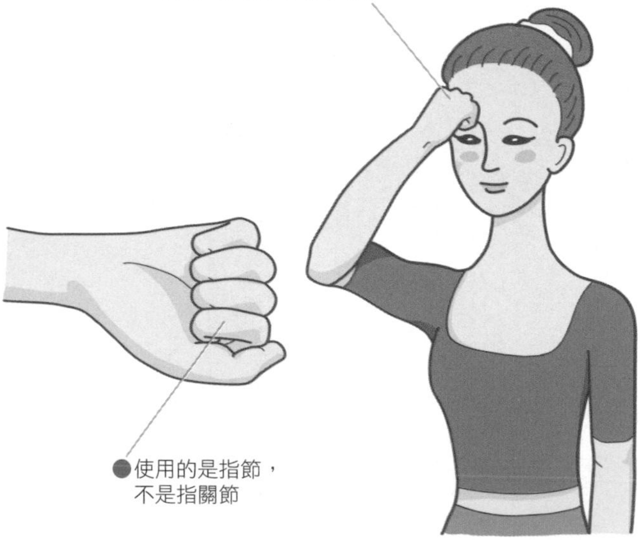

●使用的是指節，不是指關節

青春痘（痤瘡）

臉上冒痘痘主要是脾胃失調，要拍大腿正面（有脾經及胃經循行）。此外，也要從調整飲食下手，少吃冰冷的食物以免刺激脾胃，導致脾胃失調而引起體內毒素堆積。

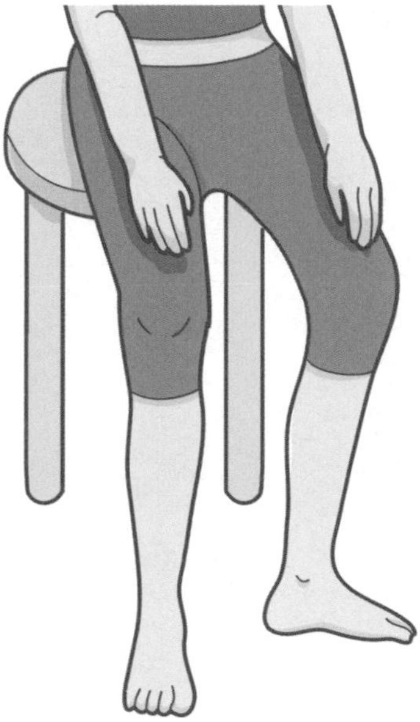

落枕

落枕又稱急性頸椎關節周圍炎，主要原因是頸肩部肌肉僵硬加上夜間睡眠姿勢不良所造成。落枕時可拍脖子轉彎處救急，以手掌或軟質拍痧棒拍打，拍時必須小心，不可傷到頸椎。

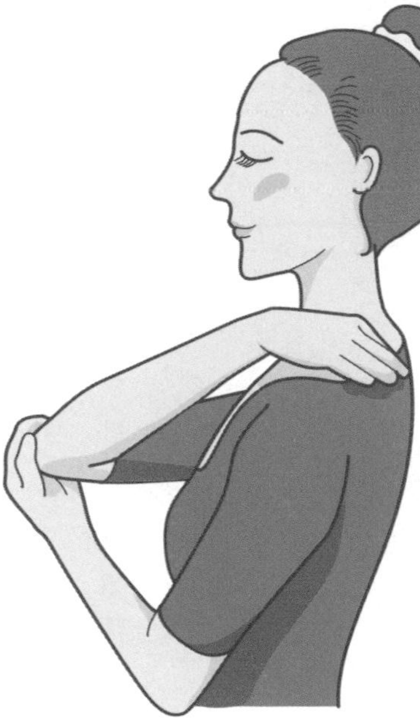

偏頭痛

涵蓋範圍從太陽穴到耳後這整個部位都屬偏頭痛，可拍膽經的「風市穴」，通常會出一塊巴掌大小的腫痧。風市穴在大腿外側中間部位，使用二支拍痧掌合體拍打會比較省力。

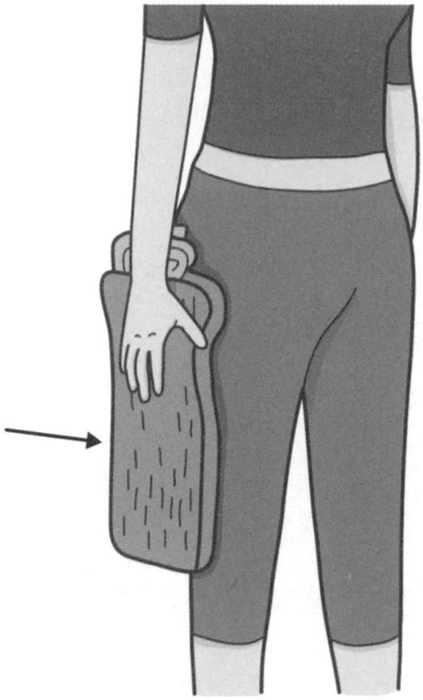

肩周炎（五十肩）

這是最標準的寒凝血瘀症，用拍打法最直接有效。嚴重到手完全舉不起來的人：主拍手的背面，由下往上依次是手掌背、小手臂、上手臂、肩關節四周。舉起手時略感疼痛的人：可拍肩關節四周（含腋下）。

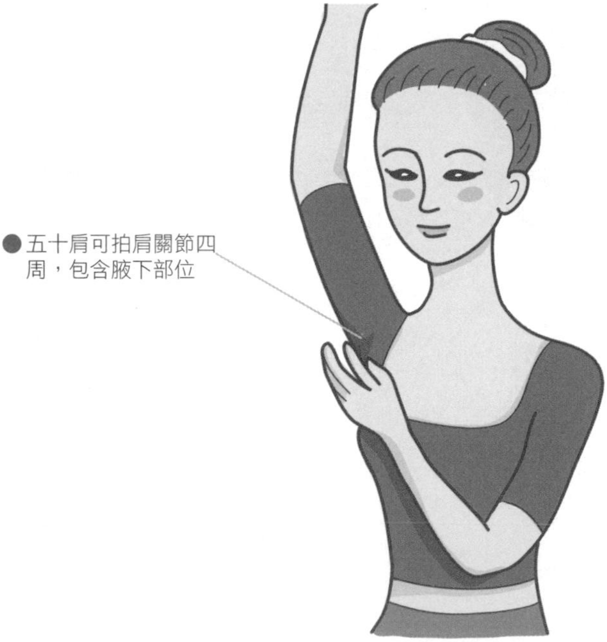

高血壓

臨時血壓升高，可拍打或按揉大腸經的曲池穴（位於手肘）。平時則以拉筋為主，並拍打主要的八個關節部位（參見五八拍打法），加強雙腳（尤其是腳掌部位）的拍打。

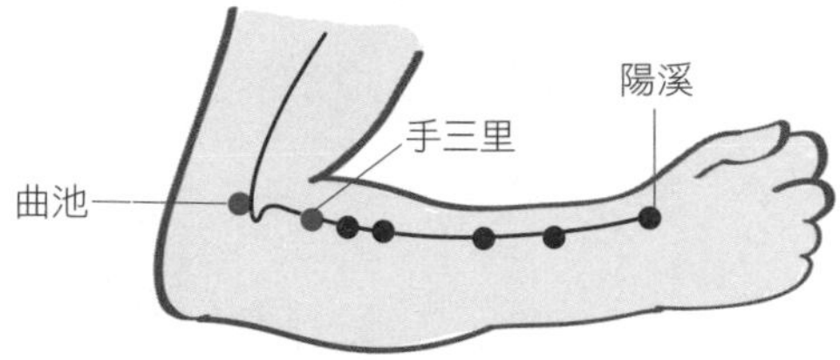

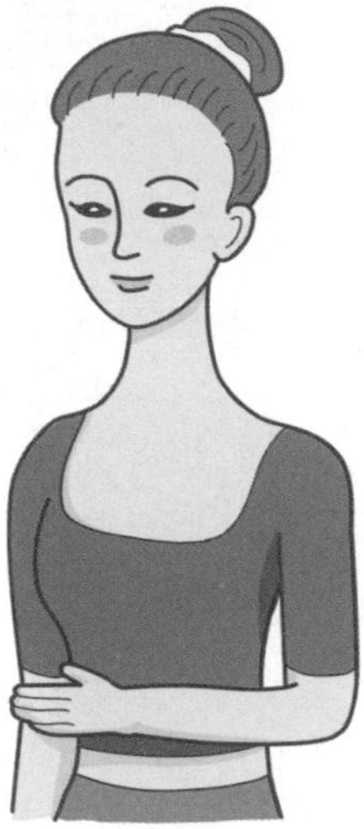

●血壓突然驟升，可以拍打曲池穴來放鬆神經系統，有效降血壓

急性腹瀉

拍打大腿靠膝蓋上方的位置。這裡有足陽明胃經的梁丘穴，該穴主治症狀有胃痛、胃痙攣、噁心、腹瀉、急性腸胃炎、胃酸過多等，可以使胃的蠕動減慢減弱。

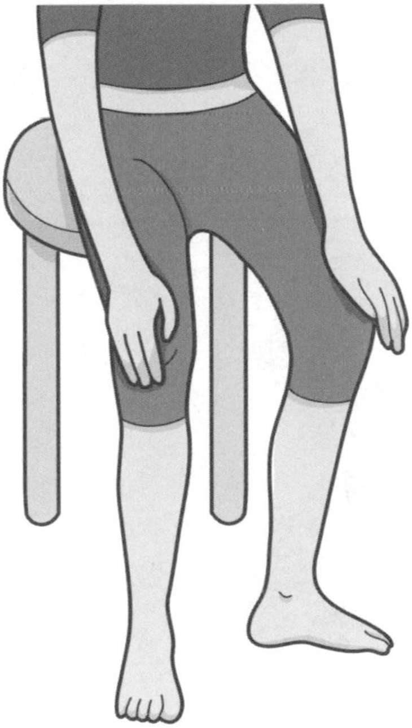

腕隧道症候群

拍打腕關節可緩解。腕隧道症候群是因為正中神經受到壓迫所致，通常發生在需要一再使用手腕的人身上，症狀是持續性的手指麻木及疼痛，嚴重時麻木及疼痛感會輻射至手肘或肩膀。

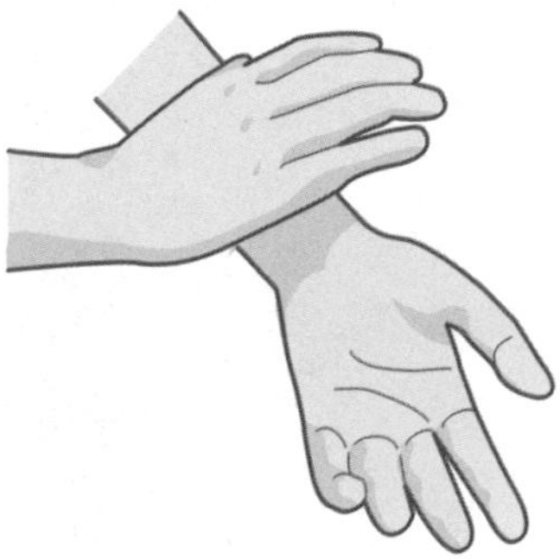

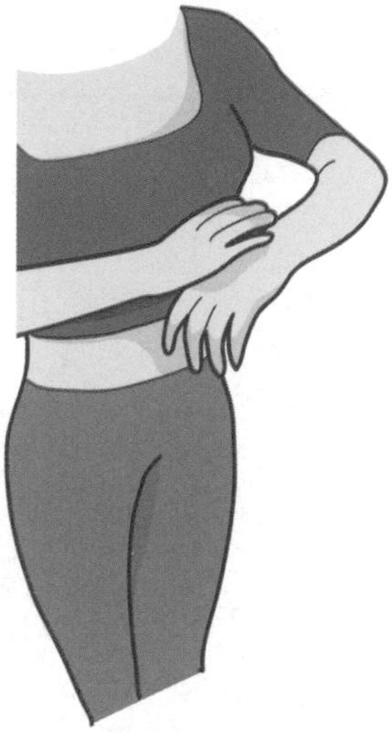

●拍打手腕內外側，能緩解腕隧道症候群的不適

發燒

發燒時，可以輕拍大椎及手肘。大椎穴在第七頸椎棘突下凹陷處（低頭時，後頸部最高點的下面），是退燒的常用穴，輕拍此處，對治療小孩發燒效果很好。手肘處的曲池穴，也是清熱的特效穴。

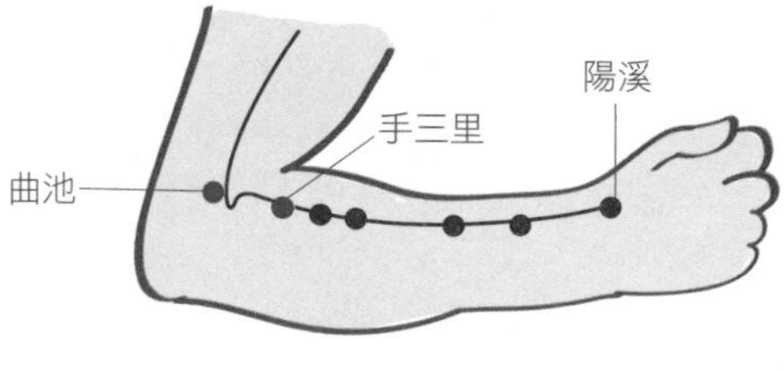

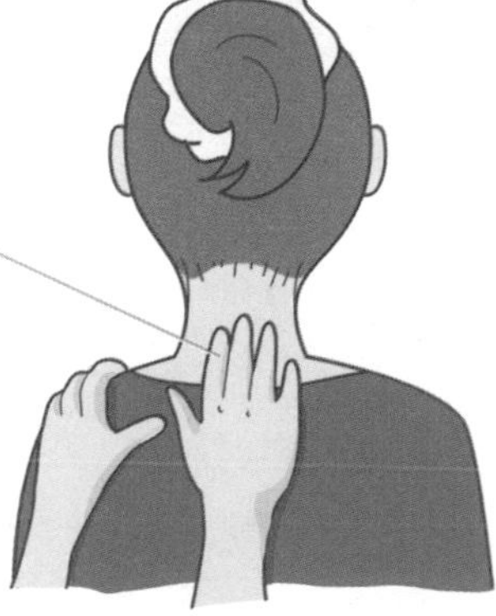

●輕拍大椎穴，可以退燒

手腳冰冷

後頸的大椎穴不僅可以退燒、預防感冒，還是一個驅逐體內寒氣的暖身穴位。冬天手腳冷冰冰，穿再多也不夠保暖的人都是因為體質虛寒，此時可以拍打大椎穴，讓全身氣血通暢。更方便的做法是，用吹風機的熱風吹大椎穴或腳底的湧泉穴，都能讓全身暖乎乎，手腳不再冰冷。

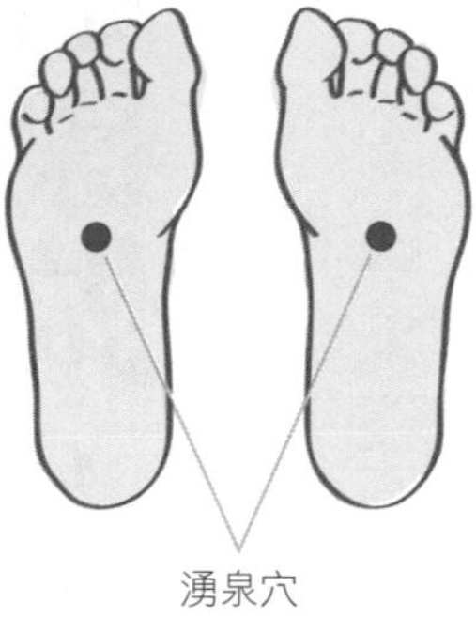

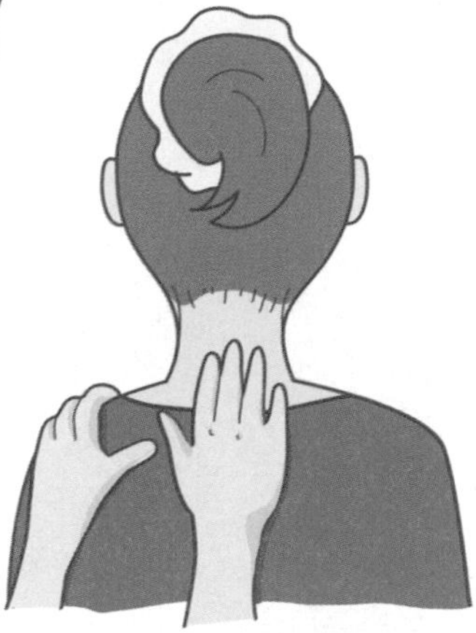

●大椎穴、湧泉穴都是清熱退燒的要穴

一般婦科疾病

用二支拍痧掌合體，拍尾椎上方的八髎穴。有空時，整個腹腔都拍，腹腔前方（涵蓋腹股溝）用一支拍痧掌拍；身體後方肉多，用二支拍痧掌合體拍（見圖示）。一般人很難有足夠掌力將力道貫入，所以建議採用二支拍痧掌合體，雖然沒有用手掌拍舒服，但是很省力。

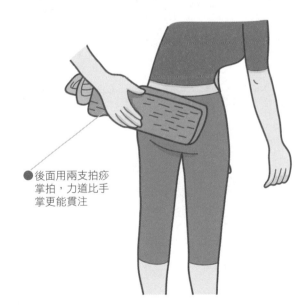

●後面用兩支拍痧掌拍，力道比手掌更能貫注

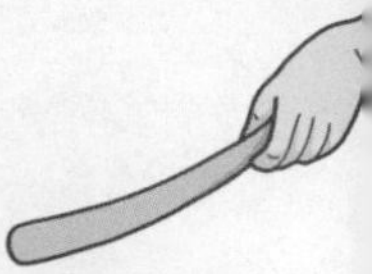

這樣做，拍打其實很安全

1 不要天天長時間重拍

拍打非常消耗能量，如果每天都大力拍打容易產生體虛現象。有些體質好的人開始時可以承受每天大力、長時間的拍打，但往往拍了一陣子，身體反而會變得虛弱。

2 不要一次大範圍的拍

如果天天拍就要輕拍，並選幾個重要部位拍，比如肘關節、足三里等部位，而且拍的時間也不宜過長。

3 用巧勁而不是用蠻力

靈活使用關節來施力既不費力，且效率高。很多人一直說拍不出痧，多半就是因為沒有掌握拍打的訣竅。

4 老弱幼童要輕拍

幫年老父母、老人、小孩或重病患者拍打時，力道不要過重，可以邊拍邊聊天，透過話語、觸摸方式聯絡感情或給予慰藉。這種「膚慰」是很好的安撫方式。

5 拍打前中後視情況喝薑棗茶

拍打後補充水分很重要，可防止暈眩疲勞，活化身體的新陳代謝。建議拍打後，可以喝薑棗茶，有溫中散寒、止嘔、回陽通脈、補血活血、燥濕消炎等功效。如果身體比較虛弱，又拍出許多痧，應拍一陣休息一下，喝喝薑棗茶再繼續，避免持續拍，這樣身體容易超負荷！

什麼情況不宜拍打？

- 懷孕的婦女，因個人身體狀況不同，有些人稍微動作幅度大一點就會導致流產，為保險起見，最好避免拍打。
- 剛受外傷時不宜直接拍打患部，應等患部基本癒合後再進行。
- 嚴重傳染疾病患者，在沒有適當防護的情況下也不宜拍打。
- 身體狀況過於虛弱的人，不要立刻進行拍打。應該先培養好體力，待身體狀況恢復到一定程度後再拍打。
- 被拍者不接受這種方法時，應尊重其個人意願，避免強制實施，否則好意可能變成了惡意。
- 自己懶得拍，總希望靠別人幫他拍，這種人不宜再幫他拍了。

拍打前要注意什麼？

- 至少對拍打法有個概略理解，知道過程中可能會發生的狀況與處理方式。
- 應穿著適當服裝，團體拍打時應著寬鬆或有彈性的衣褲，避免過於裸露或緊繃。
- 參加團體拍打時要自備環保杯、擦汗毛巾、拍痧工具等個人用品。
- 不可帶著吃特效藥的心態拍打，貪功求快會欲速則不達。
- 盡量不要太晚拍，晚上是身體休息的時間，太晚拍容易睡不著。
- 若會吵到鄰居，應採聲音較小的拍打法，例如隔著衣服拍、用工具拍或握拳敲等。

拍打中要注意什麼？

- 避免直接受風吹。
- 若有開空調，溫度應避免過低。
- 追著痧拍可能很有成就感，但容易產生氣衝病灶的問題。還沒有學會如何處理氣衝病灶，最好一次只選一個部位拍並盡量拍透。

拍打後要注意什麼？

- 拍打時，全身毛孔張開，所以拍打完後不要立即洗澡、吹風，否則容易傷及身體，應等出汗停止後再進行洗浴。
- 若出痧多應適當補充薑棗茶。喝薑棗茶容易上火的人，可以採取一口一口慢慢喝的方式，拉長間隔時間，身體就有足夠的時間處理。隨著經絡越來越暢通，這種情況會逐漸減少乃至消失。
- 拍打頻率高的人，如果沒有特別原因不用每次都喝薑棗茶，以免身體產生依賴性，反而減弱自身的調節能力。
- 若是拍打時間在晚上而發生不易入睡的問題，可以輕拍或輕敲整個頭部，可以有效改善睡眠品質，這也適用於失眠的朋友。

拍打注意事項

- 避免用硬物拍或敲。用硬物拍或敲並不是完全不可以使用，但在力度無法適當控制時，以硬物碰觸骨頭容易傷及骨頭。
- 從手腳八關節（通用部位，參見五八拍打法）開始拍，先將容易拍又具關鍵地位的通用部位拍通，痛感會降低，也能避免許多不必要的意外狀況。
- 拍打過程中若有任何不適狀況，應立即拍內關穴或手肘，以即時調節心血配置。
- 許多人在拍打中或拍完之後會感到暈眩，這通常是因拍打疏通之後，氣往頭部衝。此時只要輕輕拍頭部，拍到不暈就可以了。
- 關於拍打的環境：拍打最大的問題就是聲音，場地要有良好的隔音效果，才不會干擾到四周鄰居的安寧。通風也要良好，不要悶在房間裡，也不要有穿堂風，這兩種情況都對身體不好。
- 如果沒有特別原因，用餐前後不要拍，這會影響消化；半夜別拍，這會吵到周圍的鄰居。

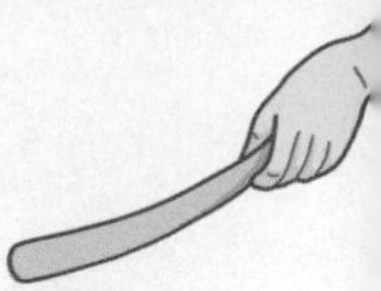

拍不出痧代表健康？

「痧」是經由拍打將體內代謝廢物排出體外的一種產物，可以達到保健養身的目的，同時也能增強人體的自我免疫能力。但並非每個人都可拍出痧，有人拍打後不出痧或者只出一點痧，這種情況又代表什麼呢？身體很健康？如果把人體比喻成一間房子，房子裡的垃圾就是痧，排痧就好像在清理房子，那麼，大致上可以將不出痧的情況概括為以下幾類：

1 完全健康的人

這好比一間乾乾淨淨的房子，無論你怎麼賣力清掃也掃不出灰塵。

2 很難清理的痧

這好比房子裡的抽油煙機，累積了厚厚的一層油垢，不費大功夫是清理不了的。這種情況，一般的拍打強度看不出什麼效果，但強度過大又有受傷疑慮。此時可以考慮先調理身體，這好比先用除垢劑噴在油垢表面，等油垢分解到一定程度後再清理，就簡單多了。

3 氣血過虛的人

這好比家裡的垃圾不難清理，但負責清理的人體力虛弱，即使是容易清理的垃圾也不堪負荷。這種情況就要先調整體能，恢復到一定程度後再來拍打清痧。

4 過於惜皮的人

這好比有能力清理房子裡的垃圾，但是卻不夠盡力，只是拿起雞毛撢子撣兩下灰塵就喊累了。

這類朋友信心不足或皮膚過於敏感，需要強化心理建設，多鼓勵。

拍打出痧的時間及情況，視個人體質、健康情況、拍打部位不同而有多種形態，痧色也有紅色、紫紅色、青色、紫黑色、黑色等多種。一般說來，病重痧就重、出痧就多，嚴重者還會拍出深色硬包塊。健康情況較佳者，退痧較快，正常來說，大約一至二週的時間，皮膚就能回復到原來的膚色。

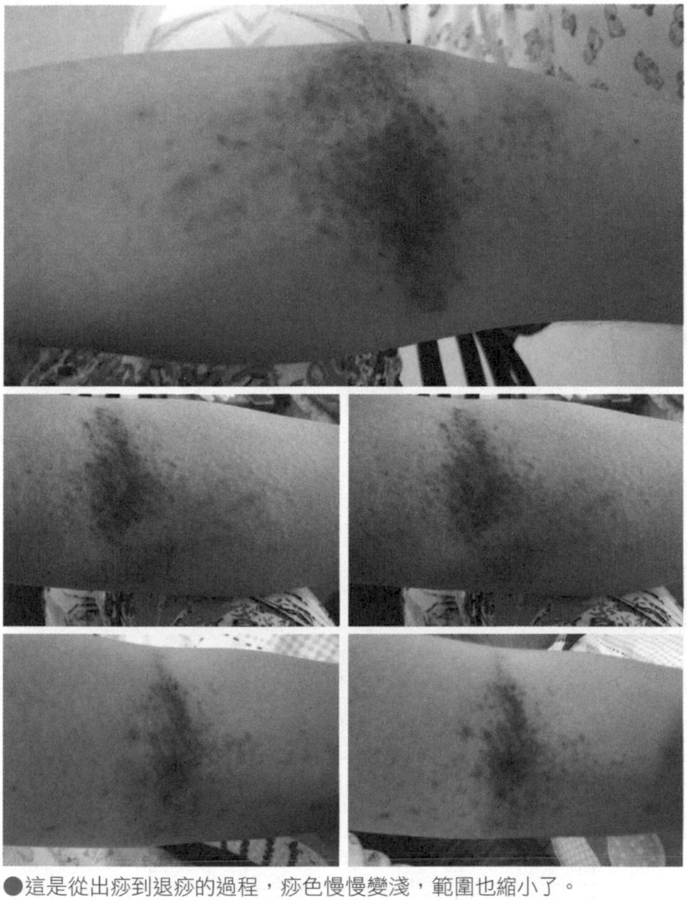

●這是從出痧到退痧的過程，痧色慢慢變淺，範圍也縮小了。

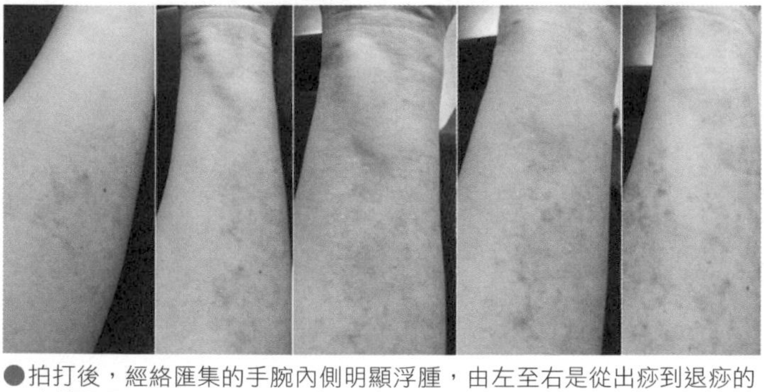

●拍打後，經絡匯集的手腕內側明顯浮腫，由左至右是從出痧到退痧的完整過程。

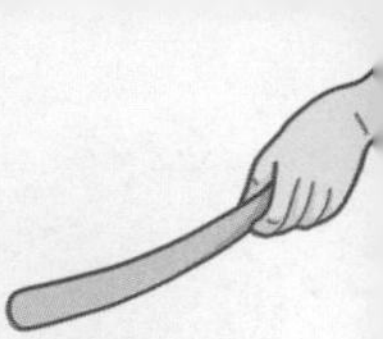

拍打輔助工具

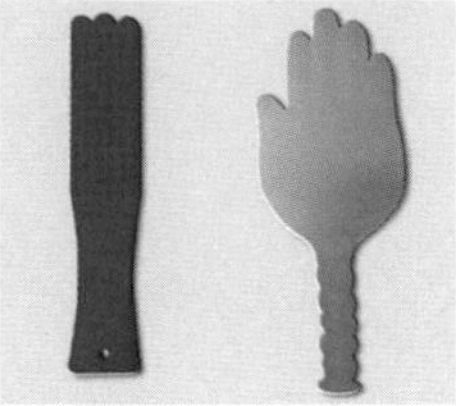

●小拍痧板與拍痧手。

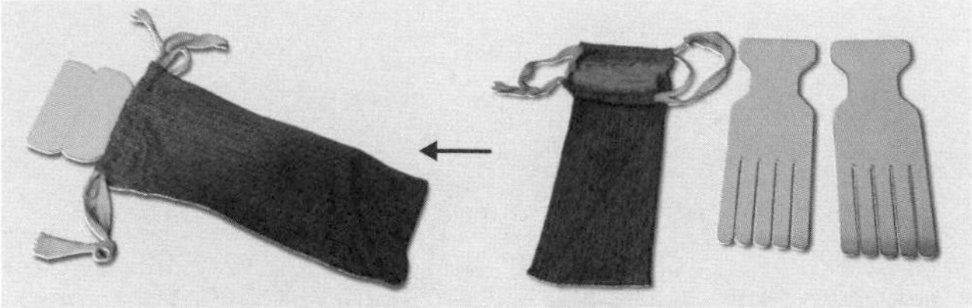

●將兩支大白拍子重疊放入可收口的布袋中，可增加拍打效果並避免拍板斷裂。

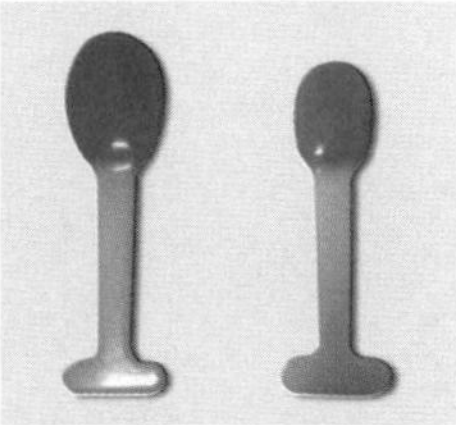

●張氏拍痧大掌與小掌。

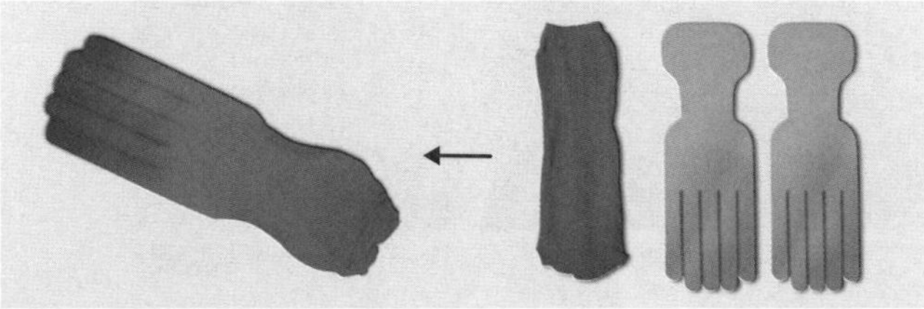

●用兩支大黃合體拍打，力道比較能透入。

適當的拍打工具可以增強效率，坊間有多種選擇。但我還是要強調，自己的手是最好用的，根據經驗，用相同的力量拍，用手拍是最透的。需要用到拍打工具時，可以仔細比較後選擇適合自己使用的。以下是關於拍打工具的使用時機與建議：

●適合在一開始、手還不太夠力拍打時使用。

●重拍子適合用在肌肉較豐厚的部位。

●適合在拍打大面積時使用。

●拍打帶脈時要輕，用一支大白或大黃最適合。

●拍打臀部時，用兩支拍子合體（可套入適合的袋子使用）。

●骨頭多的部位，要避免硬碰硬，用一支拍痧板或較軟的工具。

●腹股溝，適合用拍痧大掌；牙齦腫痛，適合用拍痧小掌。

●鎖骨等細小部位的拍打可以考慮採用小棍敲打法，小棍子要有點彈性，棍子的敲打端包上牛皮紙，沾活血的藥水敲打。

●平坦的小部位，如虎口、臉頰，可用細長型的小拍痧板。

●質軟細長的充氣型拍痧棒可拍打手肘等細長區域。

●兩支拍痧板合體可拍打大腿正面、外側面、肩胛部、背部脊椎及背部兩側，但被拍者太瘦的話就用一支。

●軟質拍痧工具適合處理骨頭相關問題，例如僵直性脊椎炎。

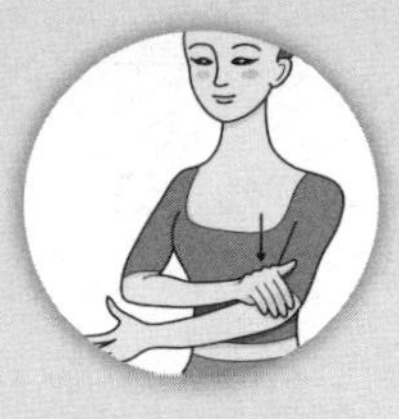
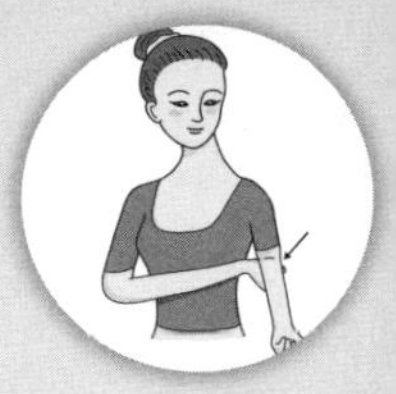
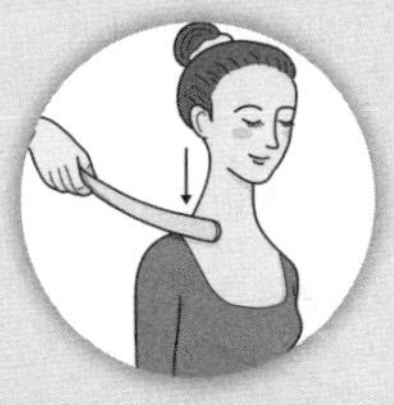
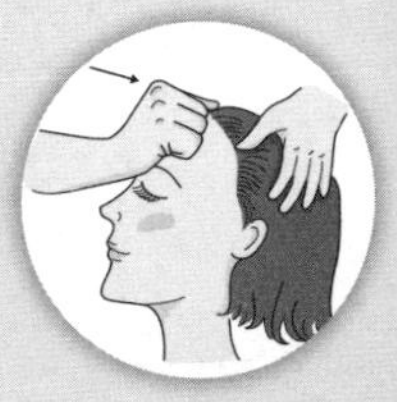
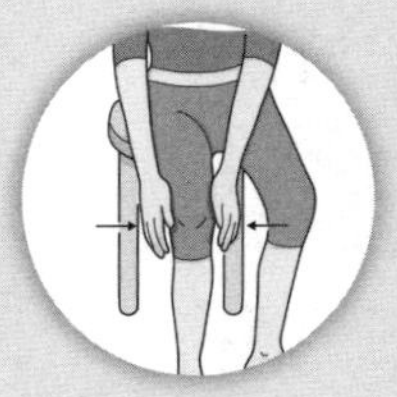
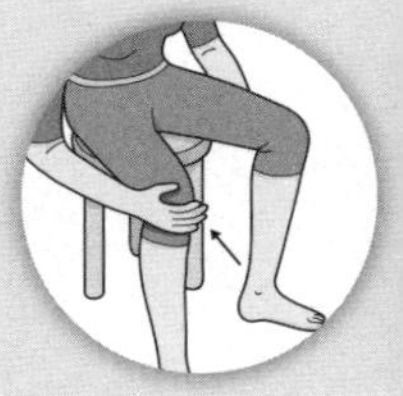
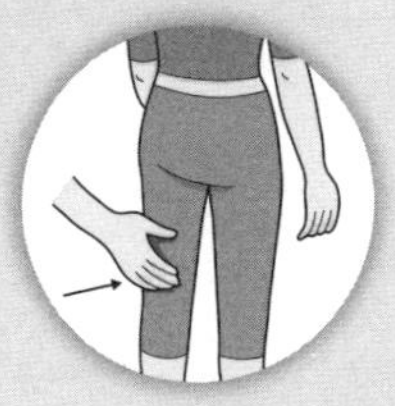
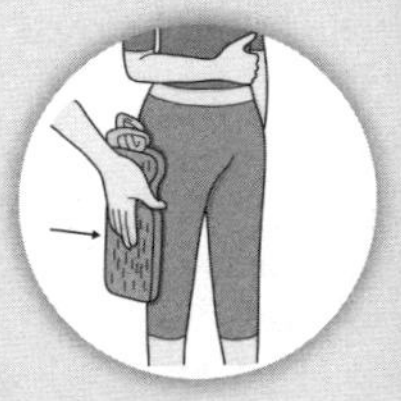
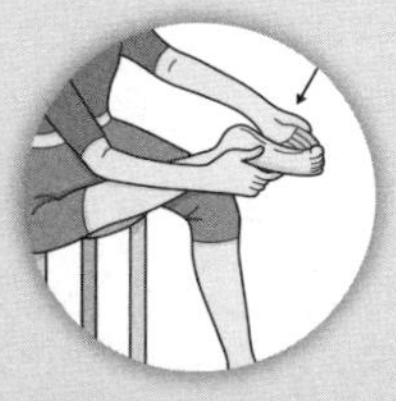
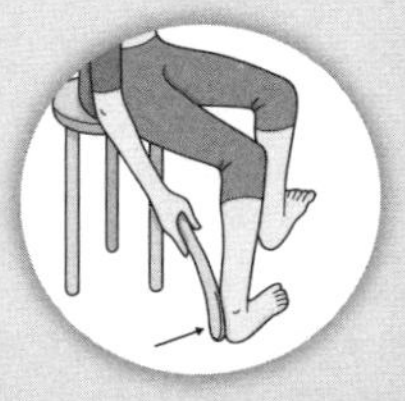

Part 2

認識拍打

從理論到應用

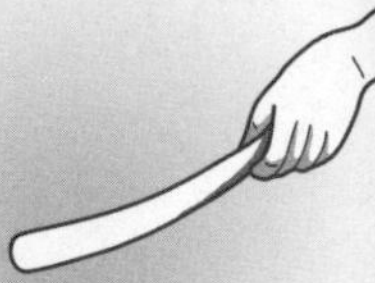

與拍打有關的幾個基本觀念

拍打與子午流注

十二經絡是中醫理論的基礎，是指十二條分別連著人體十二個臟器的氣脈通行管道，雖然肉眼看不見，但可以用儀器測量。經絡彼此之間有許多相連的小通路，大者為經、小者為絡，更小的為孫絡，乃至無以名之。

所謂「子午」是一天十二個時辰「子丑寅卯辰巳午未申酉戌亥」的代稱（一個時辰是兩個小時）。而子午流注，就是指十二經絡的運行規則，每條經絡負責管控所屬區域的氣血。在概念上，經絡運行的氣可以分為兩部分：

1. 基本量：平時的通行量。

2. 外加量：當令時額外增加的通行量。

在經絡當令時段，就是加強灌注其氣血的時刻。如果拍打時間能夠配合經絡運行的時間，效果當然更好。此外，我們也可透過拍打後的身體反應，來回推哪條經絡有問題？相關臟腑器官是否有病變？每條經絡交接的時間非常精準，過程只有幾秒鐘的時間。經絡詳細的當令循行時間，書上及網上都可查到，問題是怎麼背誦呢？有一次我參加有關推拿的教學課程，課堂上老師講了一個很好記的口訣，必須配合唱出連續劇《包青天》的著名主題曲，如下：

肺大胃脾心小腸，膀腎包焦膽和肝（開封有個包青天，鐵面無私辨忠奸）

這個口訣包含了三要點：

1. 子午流注的順序。
2. 相應的時間（只要記住「肺經」當令時間是寅時，即凌晨三點到五點）。
3. 經氣流向，肺經是由身體走手（←），大腸經是由手向頭（→），其餘類推。

畫成表格就成了這個樣子：

表1 **經絡當令時辰一覽表**

時辰	時間	經絡	走向
子	23:00~01:00	足少陽膽經	足←身
丑	01:00~03:00	足厥陰肝經	足→身
寅	03:00~05:00	手太陰肺經	手←身
卯	05:00~07:00	手陽明大腸經	手→身
辰	07:00~09:00	足陽明胃經	足←身
巳	09:00~11:00	足太陰脾經	足→身
午	11:00~13:00	手少陰心經	手←身
未	13:00~15:00	手太陽小腸經	手→身
申	15:00~17:00	足太陽膀胱經	足←身
酉	17:00~19:00	足少陰腎經	足→身
戌	19:00~21:00	手厥陰心包經	手←身
亥	21:00~23:00	手少陽三焦經	手→身

表2 **子午流注順序、同名經、表裡經一覽表**

同名經	表（陽）	經氣流向	裡（陰）	同名經
陽明經	（手）大腸經 （足）胃經	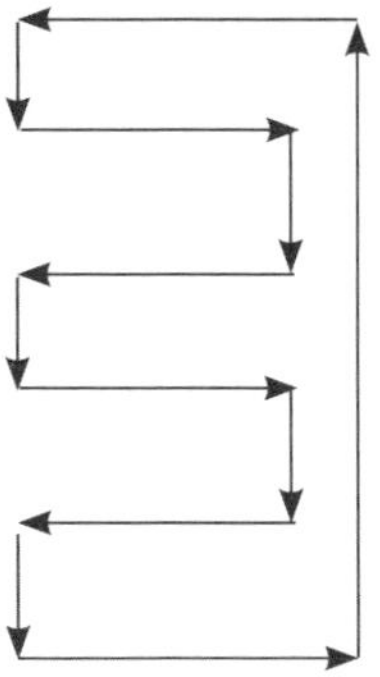	（手）肺經 （足）脾經	太陰經
太陽經	（手）小腸經 （足）膀胱經		（手）心經 （足）腎經	少陰經
少陽經	（手）三焦經 （足）膽經		（手）心包經 （足）肝經	厥陰經

除此之外，還可以用表2形式來表現。

中里巴人老師把「表」比喻成客廳，把「裡」比喻成臥室，而臟腑就在臥房的床上。染病的順序通常是由表而裡，例如感染風寒；也有的是屬於引狼入室型，直接由「裡」引起病因，例如喜歡喝冷飲。一般外感疾病的入侵順序是先陽經（表），再到陰經（裡），再到臟腑。

關於子午流注的真實性，有許多人進行過探討，以下僅依筆者個人經驗進行說明。某日凌晨我四點醒來，發現自己的右鼻孔塞住了，大概是受到病毒感染，很不舒服，我又搓又揉鼻子，卻總是不通。想拍打，又怕半夜拍會吵到人，於是想到大腸經的起始穴道迎香穴就在鼻子附近，根據子午流注的原理算了算時間，離大腸經的當令時間凌晨五點只有一個鐘頭，那就等等看吧！就在半睡半醒的等待時刻，神奇的是，剛到五點我堵塞的右鼻孔就暢通了，這次的體驗或許可以算是經絡運行的見證吧。

經絡交接時的衝擊現象

這裡要說明的是，為什麼在經絡交接時，某條經絡被拍通了會引發不舒服的感受。圖1是尋常經絡之氣的運行狀況。由經絡1流到經絡2，「氣」的通行量相同。

現在，想像某條經絡被拍通了，因而使通路的管徑變大，如圖2所示。

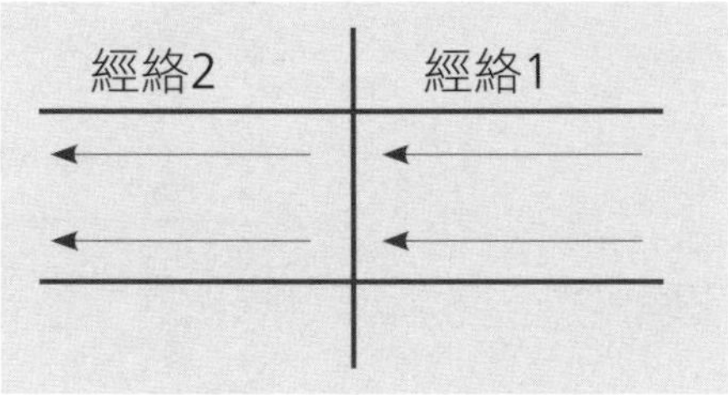

圖1

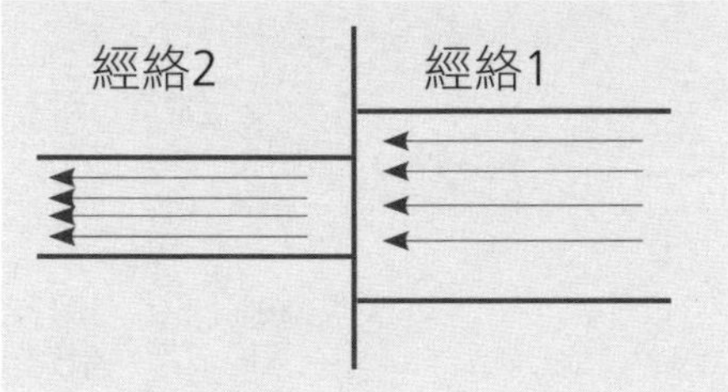

圖2

由於大小管徑不一，因此在交界點就會產生某種衝擊效果，主觀感受就是不舒服，用電路術語來說就是「阻抗不匹配」。某一臟腑獨強或獨弱，也有相似的情況，會透過生剋關係進行複雜的互動。

等到十二條經絡都達成平衡的狀態，就會顯現出「穩定的衰弱」或「穩定的健康」。別覺得奇怪，「穩定的衰弱」其實很常見。因此，在經絡交接的時間有異常感受，可能是身體變壞（更多淤堵導致通路變窄）或是變好（打通經絡導致通路變寬）的徵兆。我們可以應用這個概念來判別病徵，比如凌晨三點無故醒來，那就是跟肺經相關的問題。另有一說，地理位置也會使經絡的當令時間略有不同，原則上以時區為依據，當令時間就不會差太多。

十二經絡位置截面圖

十二經絡的位置不太好記，我試著畫出一個截面位置圖（見圖3），不一定更清楚，但算是一種嘗試，希望對學習經絡的朋友有些許助益。只要注意經絡彼此之間的相對位置，就會比較容易了解。

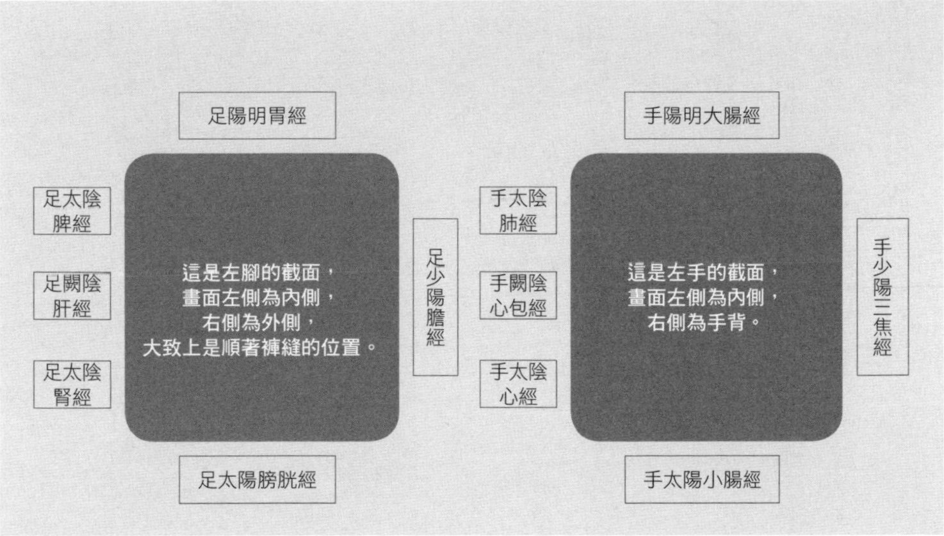

圖3

四總穴歌

雖然拍打要訣常說要忘記病名、全身拍透，但是應急的情況也不妨先拍打特定的部位，解決燃眉之急，然後再想辦法徹底調理。但話說回來，人體全身有三百多個穴位，要從何認起呢？不妨就從重要的四總穴開始。成書於明朝的《針灸大成》中列了一條〈四總穴歌〉：

面口合谷收（合谷穴，手陽明大腸經）

肚腹三里留（足三里穴，足陽明胃經）

頭項尋列缺（列缺穴，手太陰肺經）

腰背委中求（委中穴，足太陽膀胱經）

這四個重要的穴位，兩個在上肢（手），兩個在下肢（腳），都位於四肢關節的下方，對治療頭部軀幹的毛病都有很大的影響。我們拍打關節部位就會拍到這些穴位，這也是為何有人把手腳關節當作拍打的「通用部位」或「基本部位」看待的原因。不清楚的人可以看看左頁圖中的示範，並認真在自己身上找找這四個穴位。

四總穴的位置

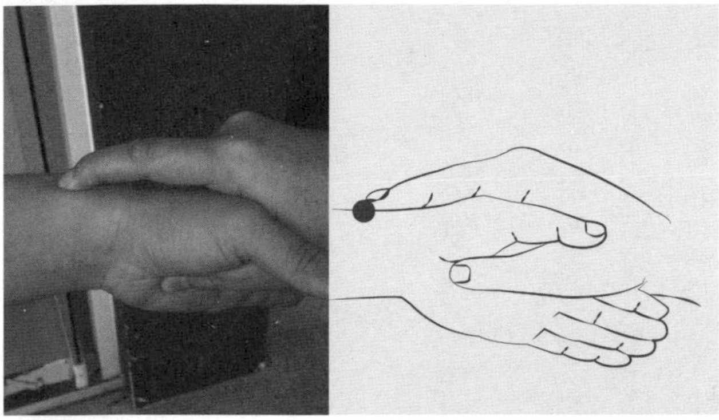

列缺穴：兩手虎口交叉，一手食指略呈彎曲，列缺穴就在指尖所指的凹陷處。

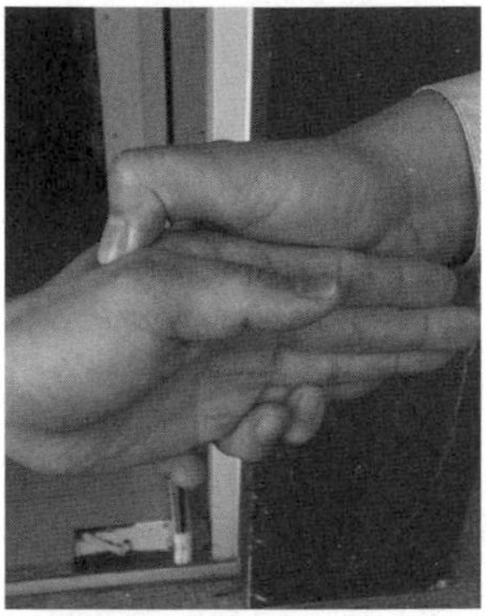

合谷穴：在拇指與食指合併紋的底端。

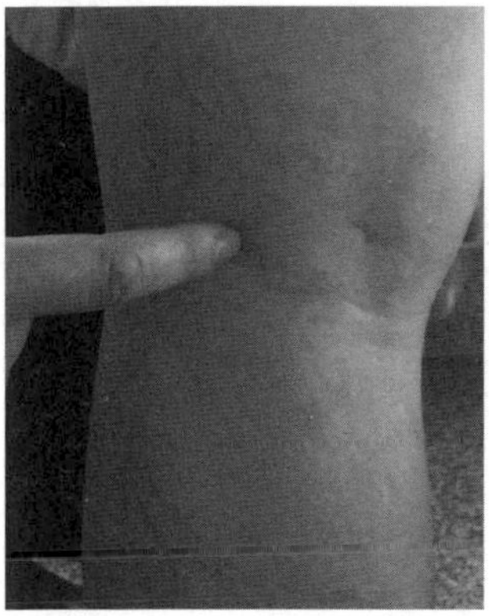

委中穴：位於膝蓋後方，是膀胱經的匯流點。

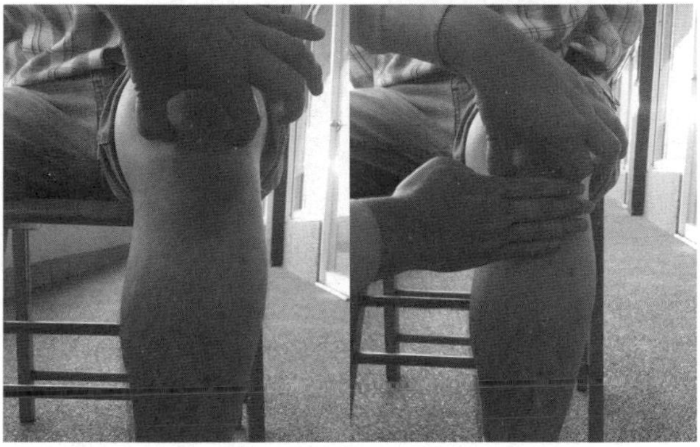

足三里穴：先找到膝眼，再把另一隻手的四指併攏置於下方，足三里就在圖中右手的小指外側下方。

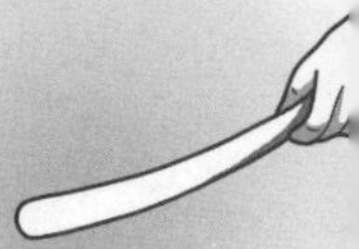

怎麼拍？關於拍打要領

拍打五字訣：鬆、靠、貼、律、心

我認為用理論來解釋現象看起來有點學問，但其實並非必要。養生保健重要的是效果而非機制，正如我們每天吃東西，卻沒有幾個人能說得清楚食物是怎麼被消化吸收的一樣。不過，對於有興趣的人來說，能夠明白一些原理或許能少點疑慮。以下我就先來簡單講講拍打的這五項要訣。

拍打要有效，第一個要訣是「鬆」，拍者和被拍者都要放鬆。被拍者要盡量全身放鬆，至少被拍打的部位要放鬆。另一方面，拍者主要放鬆的部位是腕、肘、肩三個手部關節，輕拍時以手腕為主要活動的關節；一般力道拍打時以手肘為主要活動關節，當然手腕還是保持放鬆；重拍時，則以肩膀為主要活動關節，當然肘、腕也要保持放鬆。

再強調一次，拍打時，腕、肘、肩三個主要的關節都要放鬆，乃至於全身的關節，在維持身形的前提之下，都要盡量放鬆全身肌肉。並要注意，拍者揮動的速度太快或肌肉太緊繃，會動用到速動肌，因而產生乳酸，使我們感到手臂痠痛，這時應該要放慢速度，以適合自己的速度與力道拍打。絕大部分的人會將拍打無效歸因於力量太小，這是錯誤的觀念。拍打無效和拍打力道雖然有點關係，但主要是因為力量無法有效率地貫入被拍部位的結果，這和第三項要訣「貼」有關。

第二項訣竅就是「靠」。什麼是「靠」？靠就是適當的支撐。以下用示範方式來說明這個訣竅要如何應用：

1. 拍打手小臂（腕關節到肘關節）這一段的手臂內側時，應由上往下拍打，因此在手臂下方要有適當的支撐。（如圖1）

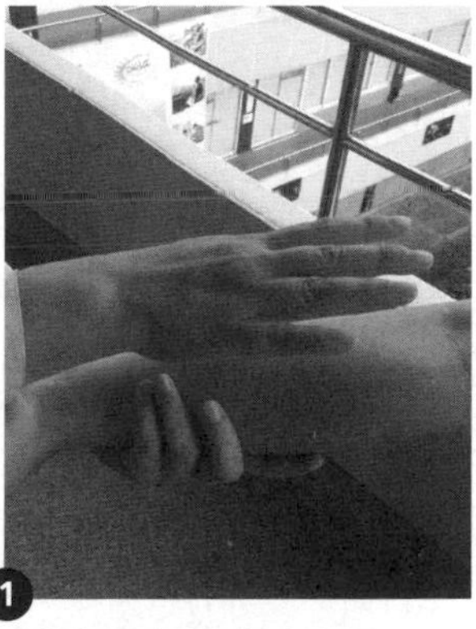
1
●拍打手小臂內側示意圖。

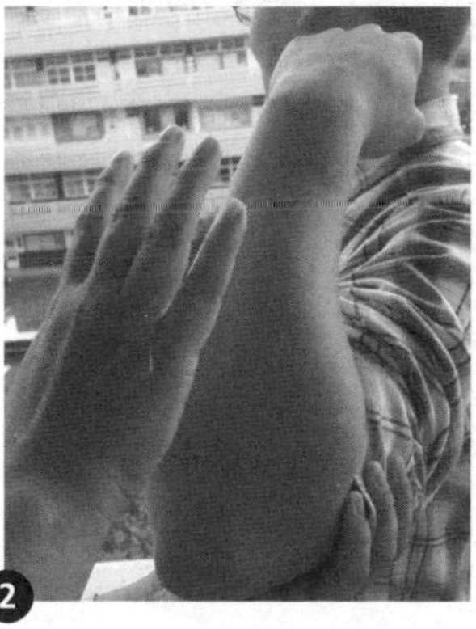
2
●拍打手小臂背面示意圖。

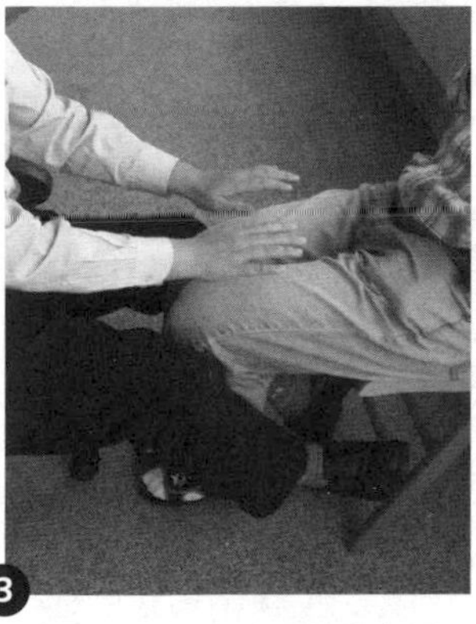
3
●拍打大腿正面脾胃經示意圖。

2.拍打手小臂的背面時，可採取由前往後拍的方向，當然，這時就要把支撐放在被拍者的手臂後方。（如圖2）

3.拍打大腿上面的脾胃區時，膝蓋要呈九十度，這樣拍打力道由上往下落時，才會貫入大腿內部，痧才出得來，否則只是白挨打而已。（如圖3）

4.以站姿拍打大腿內側肝經時，拍者一腳膝蓋應靠緊被拍者的大腿外側，這樣拍打的力道才能貫入。（如圖4）

5.自己拍打足三里時可以考慮雙腳併攏，雙手同時拍打左右腳的足三里（如圖5）。由他人幫拍時，可以從左腳足三里開始拍，另一側則由拍者的左腳頂住。

6.拍打手肘關節外側時手肘應向內彎曲，一手承住肘關節內側，這樣才能將力道完全貫入被拍部位。（如圖6）

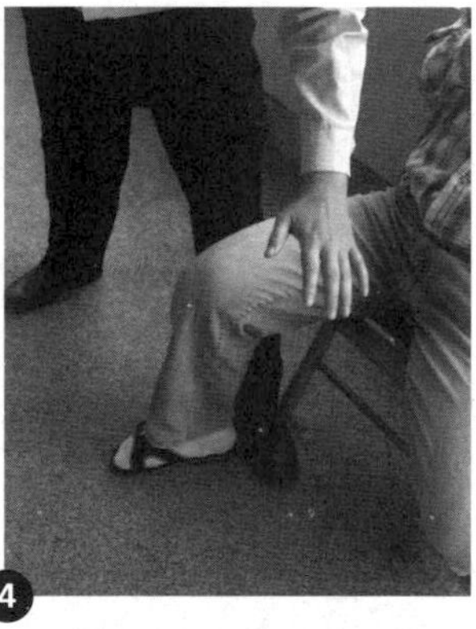
4
●拍者以站姿拍打膝蓋、大腿內側肝經示意圖。

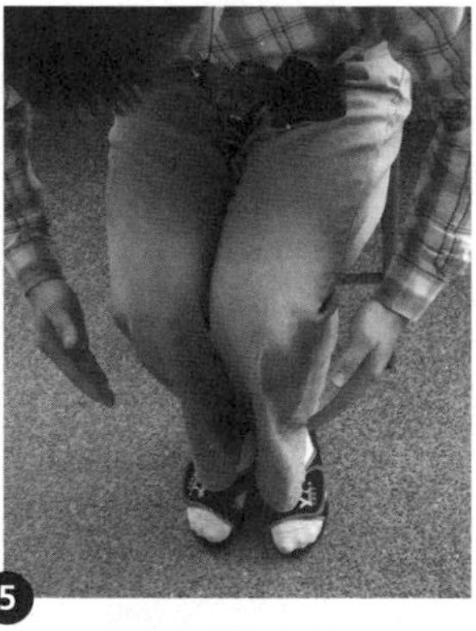
5
●自己拍足三里的姿勢示意圖。

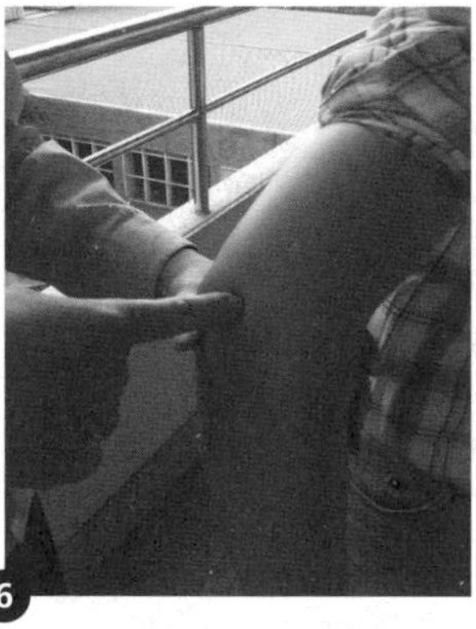
6
●幫人拍打網球肘時，被拍者的手肘應彎曲。

關於「靠」的拍打要領，還要注意的是支撐物不要太硬或太軟：(1)像牆壁那麼硬的支撐，骨頭容易受傷。(2)太軟像空氣般的支撐力道或完全無支撐，力量無法貫進拍打部位，拍了只是白挨打。只要練習再練習，久了自然能掌握住這個要領。

接著來談第三項要領「貼」。以下試著從力學觀點來談談這個主題，僅供讀者參考，即使完全不明白原理也不會影響拍打效用，有興趣的讀者就參考看看。

牛頓是三大運動定律及萬有引力定律的建立者，同時也是微積分的兩位奠基者之一，另一位奠基者是德國人萊布尼茲（Gottfried Wilhelm Leibniz），這裡要用到的是牛頓的第二運動定律及萊布尼茲記號。

牛頓第二運動定律說，一個具有質量的物體，在受到外力作用時會產生和力作用方向相同方向的加速度，以算式表述如下：

$$F = m \times a = m \times \frac{dv}{dt} \rightarrow F \times dt = m \times dv$$

（F＝力量的大小；m＝質量；a＝加速度；t＝時間；d＝萊布尼茲記號的微分記號；dv＝速度的微分變化量；dt＝時間的微分變化量）

能夠將微分量視為分子與分母一般相乘或相除，是萊布尼茲記號受到廣泛使用的原因，等號左邊積分得到衝量（$\int_{t_1}^{t_2} F\,dt$），也就是力量對作用時間的積分；等號右邊積分得到動量（＝m×v，質量對速度的乘積）的變化量（m×△v），即變化後的動量減變化前的動量：

$$衝量 = \int_{t_1}^{t_2} F\,dt = m\times v\Big|_{v_1}^{v_2} = m\times(v_2 - v_1) = m\times\Delta v = 動量的變化量$$

套用到拍打，考慮最簡單的情況：第一類是支撐適當，變化後的速度，即手掌拍打後的速度為〇，這表示所有的動量都轉變成了衝量，也就是提升了力道貫入的程度。

第二類是力道不變，拍打的時間久一點，例如F＝10N，接觸時間1秒與2秒，則衝量總和就是10×1＝10與10×2＝20，衝量差了兩倍。也就是說，拍打的時間影響了衝量，影響了動量的變化程度，當然就有不同的拍打結果。實際執行的情形複雜很多，這裡只是簡化的說法。

如果要看到動量的威力，可以輸入「蘇梅克彗星撞擊木星」的關鍵字來找找網路上的視頻（例如http://www.tudou.com/programs/view/qM9m3_kzunI/）。起因是一九九二年一顆彗星因為太接近木星而分裂成二十一個碎片，當時這些分裂後的彗星碎片並沒有墜毀。但是到了一九九四年七月十六日開始，這二十一個碎片以每秒六十公里的速度撞擊木星，撞擊過程釋放出來的能量相當於五億顆廣島原子彈，激起的塵煙擴散到距木星表面三千多公里的高空，不難想像撞擊的劇烈程度。

你也可以想像一下，如果一輛大卡車以近乎〇的速度接近你，和以時速一百公里的速度接近你，情況有何不同，這樣應該可以略微理解動量變化的影響。

其實，不論是用手掌、手指、各種拍痧板、拍痧掌、拍痧條，「貼」這項要訣都很重要。如果拍打時不夠貼，換來的通常是力氣耗費許多，但效果卻微乎其微，初學者應多多體會。

第四項拍打要訣是「律」，也就是適當的節奏。通常，初學者會不由自主地加快速度用力拍打，往往十分鐘就累到舉不起手來。一方面這是因為不夠放鬆，另一方面就是拍太快了。

為什麼拍快了會累？因為人的運動肌肉分為速動肌與緩動肌，速動肌的特點是一接到神經訊號就會立即開始動作，但是會產生乳酸，這是感到疲累的來源。而緩動肌在接到神經訊號之後會隔一小段時間後才回應，但是不會產生乳酸。

為什麼要慢慢拍？這是因為慢慢拍的時候，主要是用到緩動肌，依據適當的節奏律動來拍打，其特點是不會產生過多乳酸。另一方面，慢慢拍也讓身體能有足夠的時間清理拍打過程產生的乳酸。這是慢慢拍不易感到累或痠痛的原因。

依據我的經驗，團體拍打時容易越拍越快，只要其中有一個人速度加快，最後所有人的速度都會追上，甚至更快。我自己的拍打速度，差不多只是一般團拍速度的一半，也就是團拍兩下的時間我只拍一下。

也許有人會問：這麼慢有效用嗎？回答是：這樣的拍打律動是實踐出來的，不是推理出來的。一下一下慢慢拍，被拍者不會那麼痛，因為力道直接貫入身體，不易引發表皮的疼痛；而拍者只用到緩動肌，拍起來也不累。

最後一個要訣是「調心」，這要看個人領悟，有些人聽聽就領悟了，有些人拍拍就領悟了，有些人翻遍了千經萬典也摸不著頭緒。總之，各人有各人的道途，適合自己的就是最好的。

對拍打力道的誤解

通常我會採用三種程度不同的力道拍打，分別使用到手腕、手肘、肩膀的主要關節，用「力道」兩個字容易引起誤解，但是用慣了就暫時不改吧。

其實，只要是能預熱（讓身體先暖身），比如跑步、照射紅外線燈，曬太陽、泡溫泉、洗熱水澡、自己先輕拍，或拍打前先喝點薑棗茶等等，都有助於出痧並減輕拍打過程的痛感。通常在一開始拍打或替特別怕痛的人拍打時，可以選擇先輕拍，就是以手腕力道為主；等到拍熱了（大約輕拍一百至二百下）再用一般力道拍打，也就是使用肘關節甩動的方法。

問題來了，為什麼有些人即使很用力拍卻不怎麼出痧，但我拍的時候並不怎麼用力，痧卻出得很多？原因何在？差別就在於以下幾點：

- **不夠放鬆**：被拍者和拍打者都必須要放鬆，這樣才容易傳遞力道，如果用電學術語來講，就是雙方的阻抗要匹配，電（在此指力道）才容易傳遞過去。拍打效果不彰，最主要的原因就是雙方都不夠放鬆。可以這麼比方，我用了五分力，但是因為傳遞效率高，所以有四分力貫入對方身上；另一人可能用了十分力，卻只有二分力傳達到對方身上。從外表看來，就像輕鬆拍打就能拍出痧的樣子。

● **手掌不夠厚不夠軟**：因為接觸面積小、密合度差，此時力道也不容易傳遞。我的手掌原先是細長型，但是經過長期的拍打訓練之後，手掌變得比較豐厚柔軟，不過在變得柔軟前會先經歷長繭的過程。這也會影響到手掌對於氣的感受度，拍打是得氣很快的一種方法，不必是練功高手，只需要經常為人服務就會有這種效果。當然，練氣功會強化拍打的效果，但是不練也無妨。

● **不夠專心**：拍者和被拍者都要專心，尤其是被拍者如果忙著講話聊天，效果就會差很多，如果是玩手機遊戲，效果就更差了。

許多人認為拍打太痛，自己拍不下手，要請別人拍才比較有效。我在此鄭重說明一下，拍打絕大部分都應該要靠自己拍，自己有心或無意造成的病痛，當然應該要靠自己去除。剛開始拍時當然會痛，但漸漸就會不痛，最後是身心舒暢，這是必經的過程。再說，自己幫自己拍，可以更有效地疏通循行過手掌的經絡，這是雙重的好處。同樣都要吃痛，別人幫拍只有一重好處，這算盤怎麼打也不划算啊！

排除病氣的重要性

有些人對氣很敏感且易受影響，現在來談談其原因及應對之道。《內經》說：「正氣存內，邪不可干。」其反面意思就是：「邪可干者，正氣不足。」在這個世界上，身體完全沒有病痛的人，大概找不到，每個人或多或少都有些小毛病，因此可以說都是處於正氣不足的狀態，只是不足程度不同而已。

另外，只要是活人就都有「氣」，也會跟外界交換「氣」，這些氣包含了能量與訊息。只是一般人與周圍環境的交換量很小，而這讓我們「感覺到」自己是完全獨立的人。其實並非如此，只是我們感覺不出來自身與外界時時在交換「氣」的事實而已。

有些人身上的通道天生就比較「開放」，或者說比較容易與外界的「氣」產生互動。這類人如果接觸病氣，自然身體就會不舒服。對這類人而言，「正氣存內，邪不可干」是必須追求的一種目標。

有人問，如果我用大白拍、大黃拍或其他的拍打工具，不直接接觸到對方而進行拍打，是否可以完全隔離病氣呢？這個問題就好比跟太陽不接觸，是否可以完全隔離陽光一樣？答案當然是不可能完全隔離，只有部分隔離的效果。根據我的經驗，體質敏感的人在替旁人拍打的過程中，要降低病氣的影響可以這麼做：

- 拍者與被拍者雙方都光腳踩大地，草地及泥土地排除病氣的效果最好。
- 喝薑棗茶，拍者可以提升自身的防禦能力，被拍者可以迅速排除病氣。
- 大部分的疾病是因為寒氣積聚造成，所以建議在適量的陽光照射之下拍打，讓陽光協助淨化，但是要避開烈日曝曬。
- 拍打完後可到樹林中走走，吸收天然的樹氣，排除身上病氣，能夠打赤腳更好，但是要避免腳部割傷或被污物感染。
- 可以練氣，比如平甩功、甩手功等，有助內氣運行，對於排除病氣很有幫助。此時光腳更好，因為腳底是排氣的重要出口。
- 如果搞不清楚怎麼做，就抱樹、躺草皮，讓雙手掌心、雙腳掌心及頭部接觸樹木或地面（俗稱五心接地），有很好的排除病氣效果。

如此經過反覆的吸病氣、排病氣的過程，身體就會自然調節，內氣越來越強，以至於不再輕易受到外界的病氣侵害。

雖然不是每個人都對病氣有明確的感受，但是病氣確實會影響到某些人。記得我在學習拍打法的早期，曾經幫我母親試拍，拍到二十多下時，忽然覺得竄出了一股氣，使得我騰空跳起，當下立即進行排除病氣的練功動作。

除了上面所說的排病氣法之外，林孝宗博士還建議了幾個簡單的排病氣動作：

1. **洗頭式**：雙手由頭往後背、腳底拂過去，可讓病氣經由膀胱經排出去，這是最常見的排出管道。

2. **洗臉式**：雙手從臉部由上往下拂到腳，走胃經排出病氣。

3. **摸肚皮**：第三個不適用於排除病氣，適合收功使用，就是以手掌在肚臍周邊繞圈。

前兩個方法要記得光腳踩在地上，否則病氣不能進入地面，無法達到排除病氣的目的。第一個方法又比第二個更好，因為膀胱經本來就是排除體內廢物的最大管道。第三個方法和練功有關，沒練功的話就直接略過。

接著來談談沒有排病氣的影響，這也是我的經驗談。有一次我幫一位右邊腎臟已經開始萎縮的人拍右腿腎經，拍打時沒想那麼多，也沒注意到病氣的問題。那一天因為太忙，沒有在晚上做排病氣的練功，結果第二天，我吐了一整天，而且感到右腎不舒服，前後時間維持了將近一個月。好消息是，大部分人的身體不會對病氣這麼敏感，所以就不太會受到影響。此外，即使對病氣很敏感，在經過反覆鍛鍊之後，身體會自然建立起保護機制，同樣也會越來越不受病氣的影響。

重拍不要天天拍，也不要一次大範圍的拍

古人說「過猶不及」，凡事都要「適度」，太過頭也許比沒做更糟。

以氣球為例，洩了氣的氣球就好比體虛的人，而拉筋拍打等方法就像是把那些導致洩氣的破洞給補起來，然後充氣（先天腎氣、後天脾肺之氣），氣球就會呈現出優美的外形了。但是，假設我們不停地朝氣球內部充氣，又會如何呢？最後氣球會因為充氣過多而爆掉！

再舉泡腳為例，當然不是泡越久越好，泡到微微出汗剛剛好。有人泡到滿身大汗還沾沾自喜，這就是太過的缺失，俗話說「汗血同源」，過或不及都不好。

回頭來說拍打，每天都大力拍，很容易產生體虛現象，因為拍打非常消耗能量，如果沒有及時補充，身體系統可能會停擺。有些天賦異稟的人能夠承受每天大力、長時間

的拍打，但是並非人人都能做到，往往拍了一陣子，剛開始身體有好轉，然後就變得更為虛弱了。

簡單來說，原則就是：重拍不要天天拍，也不要一次大範圍的拍（除非參加拍打體驗營，有經驗豐富的教練一旁協助）。如果要天天拍，就選擇輕拍，並選重要的部位拍，比如肘關節、足三里等通用部位，而且拍打時間也不要過長。以敲膽經為例，天天敲就只敲一百至兩百下，而且還要在白天敲，不然太晚敲（拍）或敲太久可能會睡不著覺。

拍打不是靠蠻力，而是要用巧勁

拍打也不是用蠻力，而是用巧勁，看來不費力，其實效率很高！有許多人一直喊拍不出痧，多半都是因為沒有掌握拍打的訣竅。年度大掃除和平時清理的力度是不一樣的，天天都在大掃除，能受得了的人不多吧？天天都吃大餐，能撐得住的人也不會多吧？

幫父母拍，更重要的是邊拍邊聊天，透過話語、觸摸方式聯絡感情。「膚慰」對於老人、小孩、重病患者都很重要。雖說生老病死是人生常態，重要的是，在世的時候能夠好好相處，離別時才不會有遺憾。無憾很重要，有了遺憾，就有來世輪迴彌補遺憾的糾結，不如多種善緣。

某天碰到一位朋友，看他拍打時非常賣力且手法也很熟練，所以我主動過去和他交流。他問我一個問題：「剛開始拉筋拍打時覺得身體改善很快，可是最近怎麼覺得身體越來越虛弱了呢？」關於這個問題，我想用以下的比喻來說明。

有四個倉庫：分別是能量消耗、堆積廢物、能量儲存及能量進入。每個倉庫都可以裝一百個單位，同時假設已經堆積廢物五十單位，能量儲存則有七十單位。

第一種狀況是平衡，能量進入等於能量消耗，比如能量進入六十、能量消耗也是六十，這時身體就處於平衡狀態。堆積廢物及能量儲存都不變，這種平衡狀態可以稱之爲穩定的健康狀態。

第二種狀況是虛，拍打時，能量消耗比平時多（例如

表3 過度拍打致虛的過程

操作	能量進入	能量消耗	廢物剩餘	能量儲存	說明
第1次	60	70	50-10=40	70+60-70=60	
第2次	60	70	40-10=30	60+60-70=50	
第3次	60	70	30-10=20	50+60-70=40	
第4次	60	70	20-10=10	40+60-70=30	
第5次	60	70	10-10=0	30+60-70=20	廢物消失
第6次	60	70	0	20+60-70=10	
第7次	60	70	0	10+60-70=0	
第8次	60	70	0	0+60-70=-10	變成體虛

七十單位），但堆積的廢物也會減少，例如十單位。因此，如果進來的能量仍然維持在六十，那麼經過幾次的過程之後就會進入體虛的狀態，如表3所示。

要避免體虛狀態，可從減少能量消耗著手，比如不胡思亂想、減少欲望等；或是增加能量進入的量，比如適量的吃喝點東西、多吸收天地之氣等。當然，真正的情況遠比此處所述要複雜多了，這裡只是想說明過度拍打會產生體虛的可能情形。茲引述一段《論語・先進篇》的內容當這段的結尾：

子路問：「聞斯行諸？」
子曰：「有父兄在，如之何其聞斯行之？」
冉有問：「聞斯行諸？」
子曰：「聞斯行之。」
公西華曰：「由也問聞斯行諸，子曰『有父兄在』；求也問聞斯行諸，子曰『聞斯行之』。赤也惑，敢問？」
子曰：「求也退，故進之；由也兼人，故退之。」

進者退之，退者進之，拿來當作拉筋拍打的原則，也很適合呀。

減輕拍打疼痛的方法

拍打的疼痛使許多人聞之卻步，但老實說不痛是不可能的。那麼，有沒有什麼方法可以減輕這種疼痛呢？下文試著回答這個問題。如果身體的經絡暢通，基本上就不太痛了，但在經絡還未暢通之前，要想減輕拍打的疼痛，可以考慮以下幾點：

- 避免不良的生活習慣，注意自己的起心動念。
- 拍打時隔著一層衣服拍，這樣雖然會減輕拍打效果，卻能用比較沉重的掌力或拍子補償，效果也很好，拍打的聲音以及皮膚痛感都能降低。
- 預熱法：先輕拍一百至二百下、洗完熱水澡後拍、泡溫泉後拍，或是拍前先照紅外線、先熱敷、把握「貼」字訣等等，都可減輕疼痛。
- 口誦法：要點是「不可憋氣」。念誦聖號、真言（例如耶穌基督、阿彌陀佛、六字大明咒）；念誦《零極限》四句話：對不起、請原諒、我愛你、謝謝你；或是從一數到一百。
- 用感恩的心、接受的心拍打，疼痛也會相對減少。

拍打有限度的疼痛，大部分的人都能忍受，能夠做到以上任何一點，疼痛就會減輕很多，而拍打的效果也會增加很多。

關於拍打的幾個重點

- 凡病皆為經絡不通，所以打通經絡就是治病。
- 忘記病名、全身拍打，是最簡單徹底的身體調理方法。
- 若時間有限，首拍八個關節重點部位。
- 拍打就像正骨、針灸、刮痧、按摩、中藥一樣，都是疏通經絡之法。
- 凡事有度，過猶不及，這需要自己親身體會。
- 療癒的四個層次；調心為上、外治為主、輔以食療、不得已才使用藥物。
- 簡單的方法、正確的實施，持之以恆就能產生無與倫比的威力。

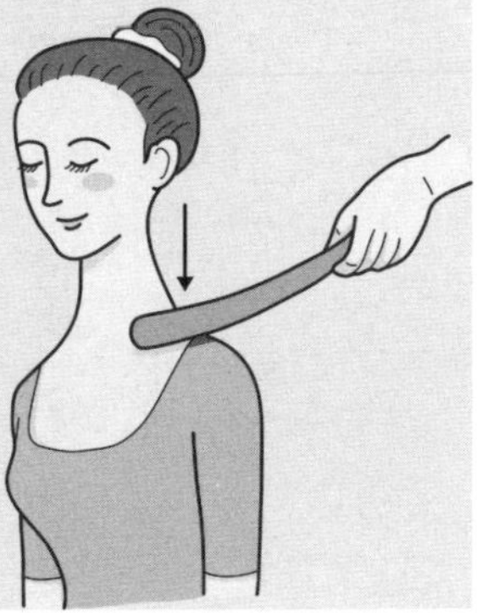

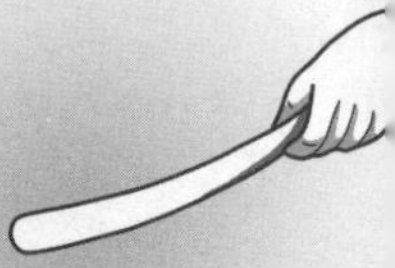

拍打的原理解說

有出痧就會痛，出痧就代表體內有毒素

首先要說的是，拍打的痛主要是來自於出痧過程，所以沒有出痧就不會痛，有出痧就會痛。

那麼，有沒有人拍打的時候不痛呢？有，可能有三種人在被拍時沒有太多的痛感。第一種人非常健康，身體沒有任何地方積痧，這種人可遇而不可求。通常，能找到相對健康的人已經非常不容易了，這種人出痧少，所以被拍時不會有太多疼痛感受。第二種人是非常不健康，身體已經出現病徵，卻無論怎麼拍都很難出痧。因為不出痧，所以也沒有什麼痛感，這種人處理起來特別費事。第三種人是太惜皮怕痛，不願意重拍也接受不了重拍，當然就不會有太多痛感。

我曾經碰到一位先生，他在十幾年前得了癌症，經過治療後，在往後每三個月一次的追蹤體檢中，各項指標全面惡化，一年要接受四次檢驗折磨。十幾年下來，他看遍中西名醫，身體仍然無起色。這位先生到拉筋拍打聚會十多次，每次來都會在我身邊晃來晃去，問他是否要拍打，他總是說：「沒什麼用，我自己用鍋鏟拍，拍一個鐘頭都拍不出痧，沒有用的啦！」有一天當我幫一位先生拍打完後，問他要不要拍拍看，他終於願意試試看。

我根據他的自訴，思考一陣後決定從膕窩（膝蓋後方）的委中穴開始拍，大概只拍了十幾下就開始出痧了。等到第三次見面，我也幫他拍打足三陰經，他出了一堆痧，又拍了膽經，同樣也是一堆痧。經過兩次拍打體驗後，他沒有再說拍打沒用、拍不出來痧這一類的話了。然後他消失了三個月，三個月後他出現了，告訴我說這三個月他的大腿內側（足三陰經循行部位）一直冒出很癢的疹子，每天都要用鹽水洗才能止癢，這種情形已持續了三個月。我判斷他終於把毒素都排出來了，於是提議再幫他拍打，誰知我才一落手，他就喊痛（痛徹心扉的那種痛），然後他就不肯再被拍了。

就我的觀點來看，先前他身體的防衛機制已經完全被過去的治療手段癱瘓了，所以拍打不會覺得痛；經過拍打排除毒素的過程之後，防衛機制好不容易重新上崗，痛覺恢復正常，結果他卻因為怕痛而不肯再拍，殊為可惜。所以有人說，不該說拉筋拍打

「包治」百病，而應該說是「具有自癒的潛力」，但是能自癒到什麼程度，就和個人心態密切相關了。

所以，我才會說「調心」是最重要的，心不調，只有短效而無長效；「外治為主」，不靠醫生打針、動刀，避免許多不必要的醫療風險；「輔以食療」，搭配適當的飲食，具有加強自癒的效果，不用食療也沒什麼關係，正常飲食就好；「藥石為下」，《內經》中，藥字前頭還有個毒字，凡藥都是毒藥，都有強烈的偏性，藥物還是少用為佳。

至於在實施的層面上，拍打時應該要專心一致，認真感受、體驗那種疼痛，甚至融入那種疼痛之中。如果能到達這種情境，拍打會有最大的效果，只是一味的忍耐、忍耐、忍耐，即使有效果也不會太持久。

還有些人總想著有位神人、神醫，輕輕點撥一下就好了，或許當時可能有效，過了一段時間毛病又來了。這類人無法掌握「自癒」的觀念，總是想要依靠別人的服務。抱有這類想法的人想要有什麼改變是很困難的，因為不入心，心不改，一切養生保健的方法都沒有長期的效果。

從「缺氧」來看拍打治病強身的功效

最早的地球生物是不需要氧氣的，當時的地球大氣和現在完全不同，至今，在深深的海底仍然存在著一些不依靠氧氣生存的物種。當氧氣第一次出現在地球上，對當時的生物來說，這是一種毒氣，讓當時大部分的物種滅亡了。

然而，生命自會找到出路，經過了億萬年的演化，氧氣不但不再是毒氣，還是不可或缺的生命之源。當然，在地表上，還是有些生物不靠氧氣過日子，這些小生物統稱為厭氧菌，臭水溝裡的臭味，主要就是由厭氧菌釋出的硫化氫所組成。

概略來說，病菌都不喜歡氧氣，或者說都不容易在有氧的環境下生存下來。那麼，什麼樣的狀態下會形成對病菌來說是「優良的生存環境」呢？簡單說就是缺氧！不流動的血、緊繃的肌肉、激烈起伏的情緒，都會促使血液無法正常循環，因而在體內形成了缺氧的環境。

組成人體的細胞數量多達一千億這樣的數量級，不難想像，要能使每個細胞都獲得充分的氧氣供應，是近乎不可能的任務。然而，在這種極度困難的情況下，我們的身體大都還是能夠維持穩定的運作，從某種角度來看，這就是奇蹟。那麼，我們的身體要靠什麼來輸送氧氣到達各個細胞呢？答案是血液。

在人體的十二條經絡中，和血液直接相關的經絡，有脾經、肝經、腎經這三條經絡。接著，我想用主食來比喻這三條「血脈」的功能。腎主骨，骨頭管造血，這好比生產主食的農場，而血就是生產出來的主食。生產出來的稻米儲存在糧倉中，這是肝藏血的功能；在需要的時候，要將穀物從糧倉中拿出來使用，這要經過適當的通路來輸送，這就是人體脾經的運送功能；至於吃不完的部分可以先加工儲藏起來，這要靠脾經的轉化功能。

當然還有生產品質良莠的問題，品質不良，營養含量就低。所以如果你的血液品質不好，所含的營養素就少，而氧就是其中最重要的一種營養成分。

所謂「氣滯血瘀，氣不行，血不走，氣為血帥」，這些都在描述一種現象：氣滯發生在實際的血瘀之前，針灸就是使氣路（氣的流動）暢通的一種方法，氣不滯、血不淤，全身細胞才能快樂過日子。反之，一旦血液流速降低或甚至不流動了，讓氧氣無法順暢供給，等於是在為那些伺機而起的病菌「小傢伙們」製造一個「優良的生存環境」了。

足厥陰肝經

足太陰脾經

足少陰腎經

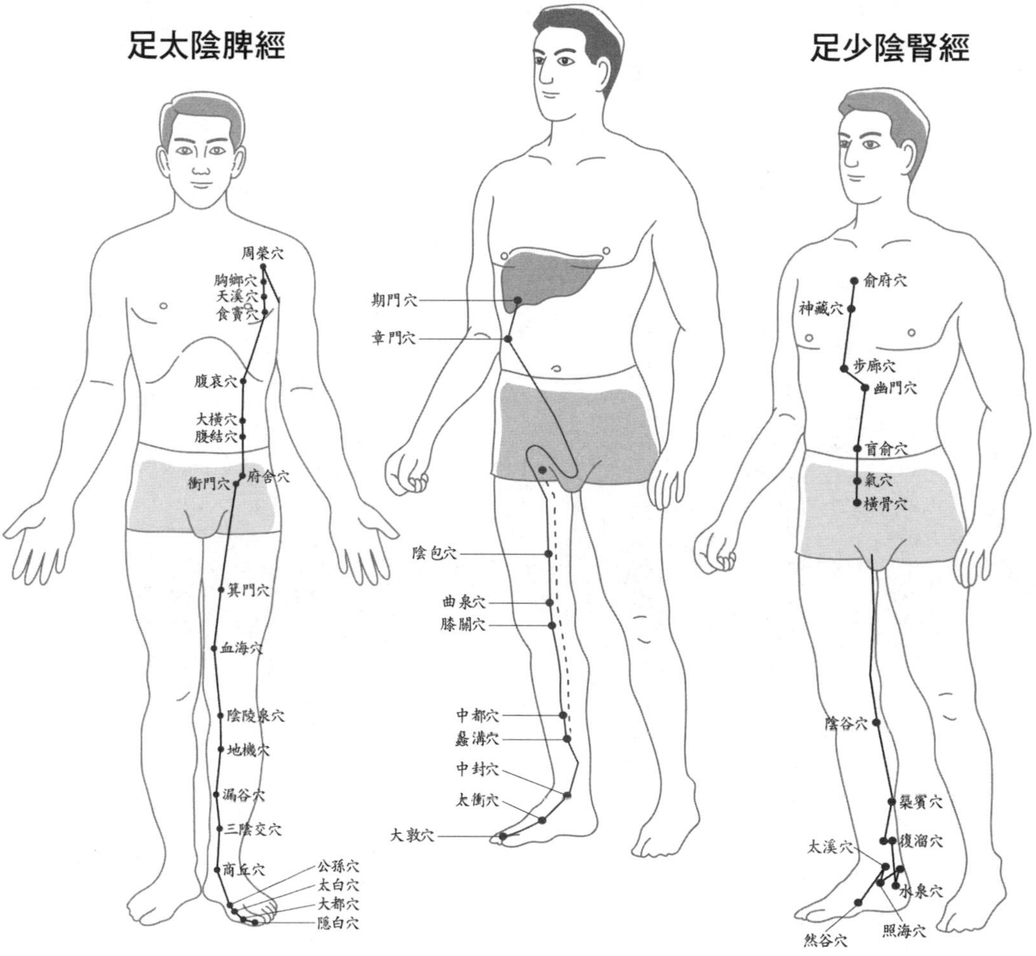

●這三條經絡統稱為「足三陰經」，跟血液息息相關，形同人體的血脈。拍打下肢內側的三陰經，可以疏通淤堵，讓氣血暢行無阻。

我們身體對於內外製造的「問題」，有三種處理方式：(1)有能力處理的問題，當下就直接處理乾淨，不留後患；(2)不能處理的問題，則藉由腹瀉、打噴嚏等方式排出體外；(3)不能排除體外的就打包，如贅肉或腫瘤。有了這樣的概念之後，要自己調理身體就變得很單純：只要保持血液順暢流動就好。拍打之所以能夠發揮作用，道理就在於此：清除路障，讓氣血通行。事實上，早在北魏時期的《易筋經》就有拍打的類似記載，而清代《醫宗金鑒》提到的「振梃療法」，其實就是指用木棒拍打，目的是使氣血流通以四散，讓腫硬逐漸消除。

出痧等於微血管破裂？

有一種對痧的常見看法：出痧是因為微血管破裂，造成皮下出血的結果。以下試著對這樣的觀點進行討論。

首先，血管會不會破裂呢？若是血管受到過度的拉伸、摩擦或撞擊是有可能破裂的，但是絕大部分的情況下，血管都不容易破裂，特別是在受壓狀態。如果你親自用手拍打水管或類似的東西，就會了解要靠拍打拍出破洞非常困難。

其次，微血管會不會破裂呢？微血管既然是血管，當然也有破裂的可能性，但是相對於主血管、肌肉、骨骼這些主要的受力單位，拍打時微血管所受的力道相對較輕，如果組成血管的成分相同的話，受力相對輕微的微血管應該更不容易破裂。

其三，陳述正反雙方的對談如下：

甲：一般來說，身體不好的人，微血管相對脆弱，因此在拍打過程中容易因壓力大而使微血管破裂。

乙：如果真是微血管破裂的話，那麼應該每次拍打都會破裂，而實際情形卻是出痧越來越少！

甲：也許是因為比較脆弱的微血管都被破壞了，經過重建後的微血管比較強韌，因此越來越不容易出痧。

乙：且慢，如果照你這麼說，那身體衰弱的人應該更容易出痧才對。可是實際觀察到的情形是，某些身體狀況很差的人起初拍不出痧，經由適當調理身體之後，拍打才開始會痛，也才開始出痧！

甲：……

其四，為什麼在穴點附近比較容易出痧呢？氣為血帥，氣引領著血，氣到血才到，氣不行則血不走，氣滯則血瘀。穴點本身就是氣進出的地方，其附近血管自然也較密集，因此比較容易出痧，而形成聚集在穴點附近的痧。特別是在大穴附近，例如足三里、血海穴、風市穴，經常可以拍出圓形的痧堆，拍打時順便認穴，既健身又可學習。

最後，痧到底是怎麼跑出來的？痧怎麼出來的，至今尚無定論，也許未來可以靠精密的儀器分析出來。在那之前，姑且先提出一種假設的模型：血管上其實有些隱藏的開口，這些開口非常細小，小到血無法流出（否則血液就會隨時流出來），而這些開口的作用類似洩壓閥，在遭遇到高壓的時候才會打開。

拍打時，這種洩壓閥似的開口可能會打開，從而排出血管壁上的淤積物。非常健康的人其管壁緻密，因此不會有任何或僅有極少量出痧的狀況；一般人依狀況不同而有程度多寡的出痧狀況；身體差但拍不出痧的人，血管壁質變，拍打也不會痛，此時自然狀態下的多孔性質消失，因此不出痧，待身體調理適當，恢復到相對健康的狀態之後才會開始出痧。

以上是我個人的假想，一個模型的好壞最重要的審查點是，我們是否能夠就模型「證真」或「證偽」，如果能夠進行證真或證偽的模型，就是一個夠好的模型。必須理解的是，氣滯才會造成血瘀，對於一般人而言，會有某些經絡、穴位不通的問題；而經常練習武術、氣功的人也會有相同的問題，因為各家功法各有著重之處，很難保證身上每條經絡、每個穴位都保持暢通無阻。因此練功的人也應該要經常拍打，至少視為輔助方法，這樣練功時的健身效果會更好。

泄血與排痧有何差別？

有人詢問，泄血是排放廢血和瘀血，拍打不也是把血液和身體裡的毒素給拍出來，然後再代謝掉嗎？這兩種排除廢物的方法，道理是否一樣？我試著回答如下：

- 泄血也稱放血、洩血，基本上只排除血管裡的廢物。痧，除了來自血管，也來自身體的各種組織及組織的間隙，範圍更廣。
- 痧，可以扮演假想敵的角色，這和自體免疫療法的原理相同，可以增進人體免疫系統的能力，泄血則失去了演習練兵的機會。
- 泄血快速，但是在目前環境毒物過多的情況之下，有引發感染的疑慮。排痧由人體回收系統運作，無體表傷口，相對安全但效果也慢了許多。

- 只要不感染，泄血引起的疼痛相對少且很快消失。
- 泄血很耗精氣，但可快速提神，如有神助一般，卻只是暫時現象。自體排痧則是靠自己一步一腳印走出來的，效果維持時間較長。

不出痧代表健康？

有人拍打後不出痧或者只出一點痧，這種情況代表什麼意義呢？身體很健康嗎？如果把人體比喻成一間房子，房子裡的垃圾就是痧，排痧就好像清理房子，那麼大致上可以將不出痧的情況概括為以下幾類：

1. 完全健康的人：這好比一間乾乾淨淨的房子，無論你怎麼賣力清掃也掃不出灰塵。

2. 很難清理的痧：這好比房子裡的抽油煙機，上面累積了厚厚的油垢，雖然不是不能清除，但是不費大功夫是清理不了的。這種情況使用一般的拍打強度看不太出來效果，但強度過大又有受傷疑慮。此時可以考慮先調理身體，這好比先用除垢劑噴在油垢表面，將油垢分解到一定程度後再清理，處理步驟就簡單多了。

3. 氣血過虛的人：這好比家裡的垃圾不難清理，問題是負責清理的人體力虛弱，即使是容易清理的垃圾也不堪負荷。這種情況就要先調整體能，等到體力恢復到一定程度後，就能勝任清理工作了。

4.過於惜皮的人：這好比有能力清理房子裡的垃圾，但是卻不夠盡力，人家是挑水砍柴不嫌苦，他是拿起雞毛撣子撣兩下灰塵就喊累。這類朋友往往對自己、對方法信心不足，或是皮膚過於敏感，需要強化心理建設，多鼓勵，多看看別人的例子，想想自己的處境。一旦心理上徹底接受了，執行起來就容易多了。

5.光說不練的人：這好比一位總是要求大家房子要保持乾淨的人，嘴巴上說得頭頭是道，卻都是叫別人去清理房子。他們總認為別人家才有垃圾，自己家不會有垃圾，到頭來就是自己的房子永遠沒有清理。

八虛與通用部位有何不同？

黃帝問於歧伯曰：「人有八虛，各何以候？」歧伯答曰：「以候五臟。」帝曰：「候之奈何？」歧伯曰：「肺心有邪，其氣留於兩肘。肝有邪，其氣留於兩腋。脾有邪，其氣留於兩髀。腎有邪，其氣留於兩膕。凡此八虛者，皆機關之室，真氣之所過，血絡之所遊，邪氣惡血，固不得住留，住留則傷筋絡骨節機關，不得屈伸，故痀攣也。」

——《內經・靈樞・邪客》

首先開宗正名，「虛」等於「墟」，八墟就是指身體上八個容易藏污納垢的廢墟（窩），分別是兩個腋窩、兩個肘窩、兩個髀窩（腹股溝）及兩個膕窩（膝蓋後方）。道家有個不外傳的秘法——「八虛拍擊法」，就是用來清理這八個部位。清理八墟等同於保持十字路口暢通，雖然十字路口暢通未必能保證交通一定十分暢通，但是交通會比較順暢是毋庸置疑的。

至於拍打的通用部位則是指肘關節（三百六十度）、腕關節（三百六十度含手掌背）、膝關節（前後左右及膝眼）、踝關節（含內踝、外踝、腳背、腳掌）。要注意的是，這只是剛開始拍打時要處理的部位，不是從頭到尾都只拍這些地方。

根據我多年拍打下來的實際經驗，許多手肘內側拍不出痧的人，只要稍微移動拍打位置就會出現很多痧，因此所謂的「地毯式轟炸」確實有其必要性。但這樣拍打下來耗時太久，所以要有作戰準備：以一個巴掌大小為單位，每次拍打一處地方，盡可能拍透後再換另一個地方拍。這樣兩三輪下來，身體裡的積痧就清理得差不多了。

總的來說，拍打的順序可以區分如下（這只是概略的順序，施行時必須按實際情況自行調整）：通用部位（優先打通的部位）→肩、胯關節（範圍大，最好多拍幾遍）→手腳全部→軀幹（包含頭部）。

八虛部位（左）與
拍打通用部位（右）的比較

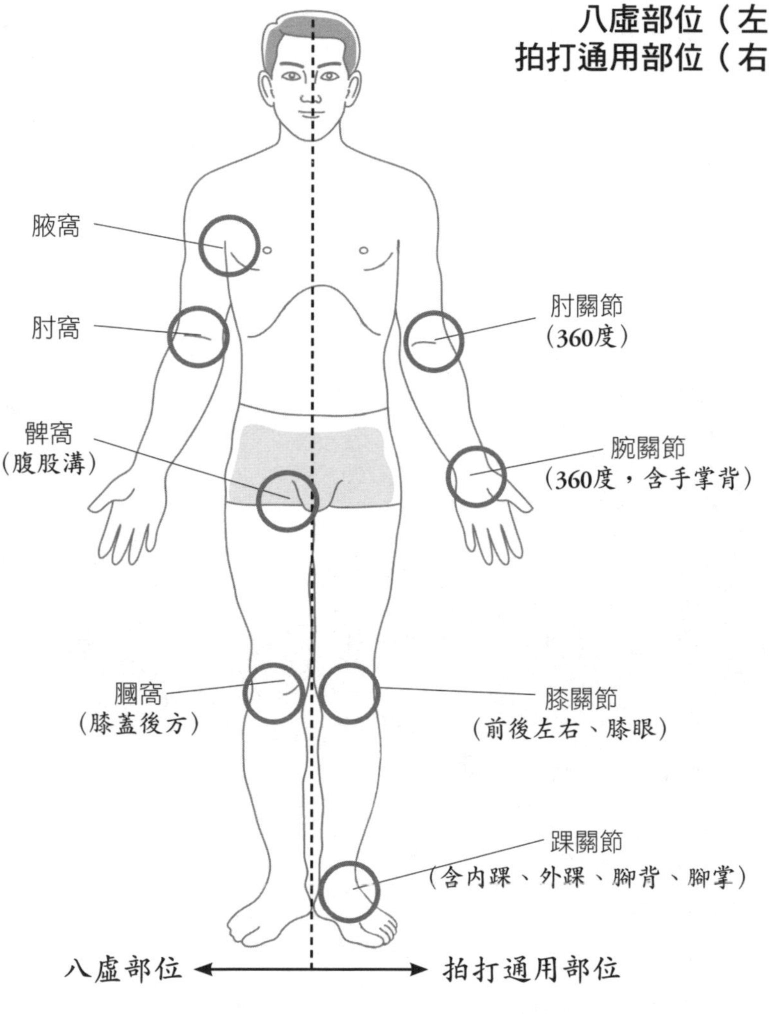

●本書Part1介紹的「五八拍打法」，即針對通用部位的八個關節拍打。這是為了配合現代人的忙碌生活，初步只定50下為拍打基準數。主要是希望此法簡單易行，每個人都能輕鬆進行自我保健拍打，甚至自我療癒。倘若時間充裕，不妨進行輕鬆而長時間的拍打（比如一個鐘頭），對於身體健康將有很大的助益，特別適合體質虛弱者。當然，如果想把36、60下……當成基本單位也是可以的！數字是參考，更重要的是，以最輕鬆愉悅的心情進行自我保健。

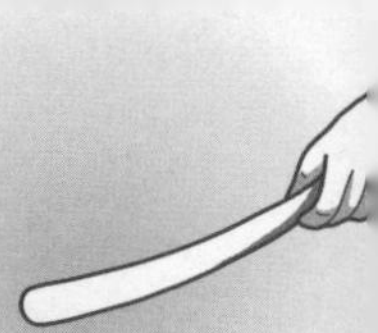

拍打注意事項

凡事都有可能會出錯，比如很多人都有喝水被嗆到的經驗，連喝水這種每一天都在進行的事都有出錯的可能性，當然更不可忽視任何方法都有出錯的可能性。但是只要遵循以下的原則，拍打其實很安全：

- 從通用部位的八個關節處開始拍，先將容易拍又具關鍵地位的通用部位拍通，痛感會降低，也能夠避免許多不必要的狀況。
- 拍打無需用力，而是要「放輕鬆」。過度用力不但無效，還可能導致受傷，請參考拍打五字訣：鬆、靠、貼、律、心。
- 避免用硬物拍或敲。用硬物拍或敲並不是完全不可以使用，但是在力度無法適當控制時，以硬物碰觸骨頭容易傷及骨頭。

- 盡量用手拍。手掌外有肌肉組織包覆，內有骨頭支撐，中有血液川流其間，既夠軟又夠硬，細胞還能汰舊換新。手掌內面有心經、心包經、肺經通過，不但安全且心肺功能時時得到鍛鍊，用手拍一舉數得。
- 各種拍打工具可以適當運用，工具的軟硬程度不同，產生的效果各不相同。大原則就是「硬拍軟、軟拍硬」，這樣就不容易受傷。
- 拍打三部曲：(1)痛，因為出痧；(2)不痛，因為痧出完了；(3)身心舒暢，因為血液循環順暢。拍打時請盡量拍至不痛。
- 如果出痧多又硬，可以繼續輕拍至變軟。如果你有充裕的時間，可以拍到退痧，一般需要一至三個小時左右，但是如果「痧量」蘊藏太豐富就另當別論。
- 拍打過程毛孔會張開，應避免大風直吹或在過於低溫的空調房間拍打。拍打結束避免立即碰水，尤其是冰水。
- 在自然開放的草地，有樹遮蔭、有微風吹拂、無狗屎遍布的環境拍打最理想！

緊急情況的處理方式

初學拍打者往往低估了拍打過程的衝擊，即使是很簡單的狀況都無法理解也無法處理，一旦遇上就心生恐懼，從而放棄此一簡單有效的自癒法，殊為可惜。下面是拍打過程中可能遭遇的情形及處理方法，還有日常生活的一些急症，可使用拍打方式來緩解症狀：

- 拍打過程會引發氣血強烈循環，走到病灶處時將因正邪相衝而引發不適感，此稱為氣衝病灶或好轉反應。此時應拍打手肘或內關穴，協助被拍者迅速度過不適期。
- 拍完後如果感到心慌氣短，這是因為拍打過程快速消耗能量所致，這時可以(1)拍打手肘或內關穴；(2)在拍打的前、中、後喝點薑棗茶，重新調整身體狀態。
- 許多人在拍打中或拍完後會感到暈眩，這通常是因為拍打疏通之後，氣往頭部衝的結果。此時只要輕輕拍打頭部，拍到不暈就可以了。
- 如果拍打過程感到極冷，這是因為身體內寒外熱，拍打使血液流經寒冷部位，經由熱交換將冷帶出，主觀的感覺就是異常寒冷。這時請持續拍打至重新回復正常溫度，並可配合手肘、內關穴拍打。

- 容易暈車暈船的人，這是因為頭部供血不足，平衡器官無法發揮功能所致。治標之法是在登上車船之前半小時先拍內關穴，旅途中有不適症狀再拍。對於極易暈眩者很有效！
- 出門在外，因飲食習慣不同而容易腹瀉，此時可以選拍膝蓋上方的梁丘穴，以及小腿外側的足三里，很快就能止瀉，恢復正常。
- 一般的風寒感冒，可拍頸背的大椎穴及手肘。經常感冒甚至氣喘，這表示身體嚴重失調，免疫力低落，應該手臂全拍！

寒氣是百病之源，用拍打徹底排除體內寒氣

「百病起於寒」，這句話一點都不假。舉凡肩周炎（五十肩）、過敏性鼻炎、氣喘、痛經、不孕，甚至是腫瘤，都與體內寒氣脫不了關係。

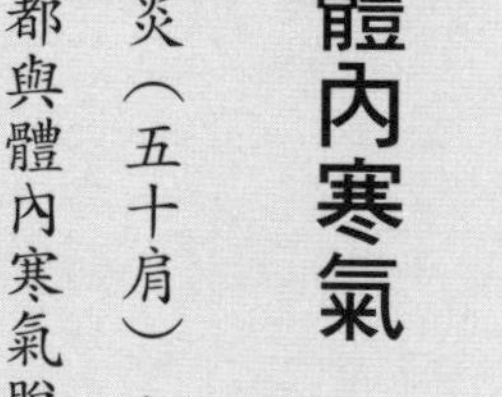

不孕

不孕的原因很多，現代人不孕會特別嚴重跟生活方式有莫大的關係，其中又以寒氣為甚。先來簡單解釋一下寒氣如何造成不孕。想懷孕必須精子和卵子能夠順利結合，但寒氣會使男性的精蟲變少或活力不足（想像一下在冰水裡游泳的精子，冰泳後大概會慘遭滅頂吧）；而女性如果子宮寒冷則不易形成受精卵，即便僥倖形成了受精卵，也不容易著床成功，縱使著床了也很可能得不到充分的營養，如此生下來的小孩也容易體弱多病。

回過頭來說，造成身體受寒的元凶是什麼？其中重要的原因之一就是嗜喝冷飲。時下很多年輕人幾乎天天都要喝一杯冷飲過過癮，有時還可能一天要喝好幾杯，身體受寒了，還有什麼受孕機會呢？更糟糕的是，還會增加長腫瘤的機率。

腫瘤

罹患腫瘤的原因不一而足，根本原因是身體無法排除毒素，只好想辦法把毒素打包起來放著。無奈現代的醫療手段，不是想辦法排除毒素，而是持續不斷地主動注入化療之類的毒素，要想腫瘤不轉移、不增生，幾乎是不可能的事。反過來說，若是能夠減少毒素的攝取，加強身體排出毒素的能力，也就能大幅減少毒素累積的機會，當然就不易產生腫瘤。

美國著名的中醫師倪海廈，曾經提過一個觀點。他認為美國不少不抽菸的婦女罹患鼻咽癌（她們平日的烹調方式也不會產生油煙），其根本病因就是毒素排不出去。倪醫師的觀點是，身體的毒素需要正常排出（經血也是一種排毒方式），如果不能正常排出，它就會自己尋找出口：上衝到肺，肺就會長腫瘤；衝到鼻，鼻就會長腫瘤；衝到腦，腦就會長腫瘤。而且不只女性如此，男性也如此，現在也有很多男性是乳癌患者，或許就是缺乏排毒管道、毒素上衝的結果。

總之，能夠往外排的毒素，會在身體表面冒出青春痘一類的膿包；而身體較差無法自行排毒的，毒素就會被打包成腫瘤留在體內。

氣喘

按西醫觀點，氣喘只能靠天天噴氣管擴張劑，直到離開人世的那一天。根據我個人的理解，氣喘就是寒氣鎖在氣管造成的現象，所以治療氣喘很簡單，把鎖在氣管的寒氣排除掉就好了。那麼，要如何去除寒氣呢？方法不只一個，茲舉兩種方法說明：

● **方法❶長期慢跑（禪跑）**：這種跑步方式對於提升心肺功能有絕對的助益，只是收效時間會久一點，大約要以年為計算單位。天天跑，五到十年後，身體狀況會有極為明顯的改善。

● **方法❷拍打**：只要克服疼痛及氣衝病灶的現象，這是最快速又有效的方法。我曾經無意中幫一位大姊拍打右手，她整隻手臂都出痧，幾乎沒有一塊是皮膚原本的顏色。大約持續腫痛了兩個星期，讓她難以入睡，把初次認識拍打的她嚇壞了。一個月後再次見到她，向她仔細說明後，她居然又要求拍打左手，我再三確認其意願後又幫她拍了左手，這回還是滿手都是痧，只是不似第一次拍打時那麼痛。過了一個月見到她，她說在第二次拍打到一半時，忽然感覺到氣管「鬆開了」，此後每天要噴的氣管擴張劑也不用再噴了。其實我當初根本不知道她有氣喘，就在毫不知情的情況下，糊里糊塗地處理好了氣喘。這位大姊也因為這次經歷，而對拍打產生強烈的信心，持續實施後讓她擺脫了一輩子當藥罐子的「宿命」。

運動神經萎縮

這是在一次溫泉之旅時遇見的案例，讓我徹底經驗了「寒氣」真實的存在。在我要離開旅店的那天早上，某人找我幫忙拍打。習慣上我會先詢問對方有哪些毛病，於是她告訴我這個病名——運動神經萎縮。我從她的手開始拍，才剛拍沒多久我就感到一股寒氣排山倒海而來，全身都起了雞皮疙瘩。我略微調整氣息，然後跟她說我準備要拍幾下，請她忍著點，她說好。

於是我又重起爐灶，開始拍打，只拍一半，我的身體已經涼了半截，但是我沒有停，仍然持續拍打，排山倒海的寒氣也仍然源源不絕的往外湧出。我忍耐著寒氣入體的感受，又以更強烈更快速的力道拍打。對她而言，這是難忍的拍打之痛，對我而言則是難忍的寒冰之氣。至於拍打效果如何，因為後來沒有持續聯絡就不得而知了。

過敏性鼻炎

過敏性鼻炎的患者早上起床或天氣忽然變冷時，通常都會打噴嚏或流鼻水。打噴嚏的作用之一，就是去除體內的寒氣。

當身體累積了許多寒氣後，一旦有更多寒氣進入（例如早上起床、騎車受涼等）而超過上限，身體就會透過打噴嚏等方式來小量處理寒氣。但這不能真正解決問題，要斷根首先必須找到問題源頭，然後才能恢復到身體能夠應付得來的狀態。

那麼，哪裡來的寒氣呢？可能是地理位置因素（例如北方天氣總是比較冷），可能是季節因素（例如冬天），也可能是工作居家環境（例如吹冷氣、吹風扇），或是穿著不當（例如露肩露背等），或是飲食習慣有問題（例如愛喝冷飲，吃蔬菜水果而未注意到寒涼溫熱的調配），也有可能是心理的問題（負面情緒累積寒氣的速度飛快）。弄清楚寒氣的來源，剩下的就是排除現有寒氣的問題了（參見本書第三部的防治篇）。

洩寒氣的意義

最近我又碰到一個寒氣很重的案例，僅僅是握住對方的手就覺得一陣寒氣奔湧而出，全身寒毛豎起。就在雙方談話間，我忽然理解了排放寒氣所代表的意義。

想像我們的身體把寒氣裝進一個氣球裡，憤怒、恐懼等負面情緒就像是打氣筒般，不停地把寒氣往這個氣球裡灌。平常被這個氣球鎖住的寒氣不會無故往外洩，而拍打就是在這個裝滿寒氣的氣球上扎針，讓寒氣呼呼地往外排放。因此，當我感受到寒氣時，就表示對方體內所積聚的寒氣正快速外散消失，所以寒氣累積所導致的各種症狀也會消失。此外，哭泣等洩壓方式也會加強排除寒氣的力道，經過此一過程，心因性疾病的人能快速收效。

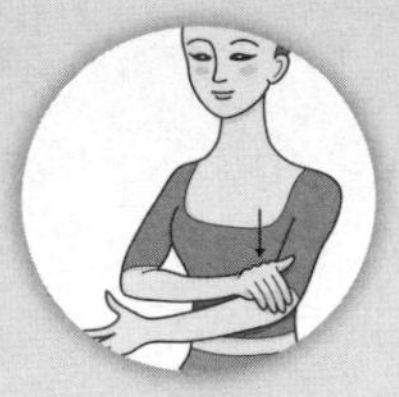
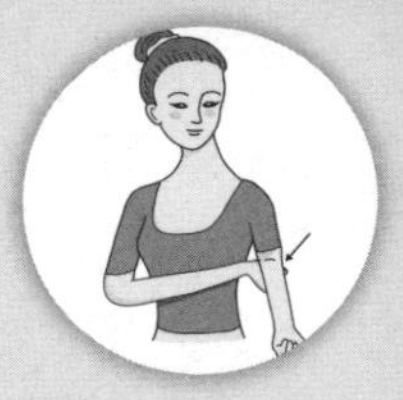

Part 3

防治篇

常見疾病拍打法

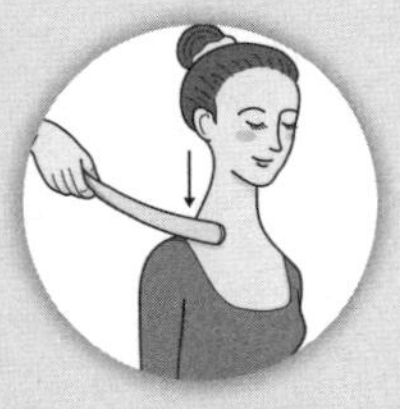
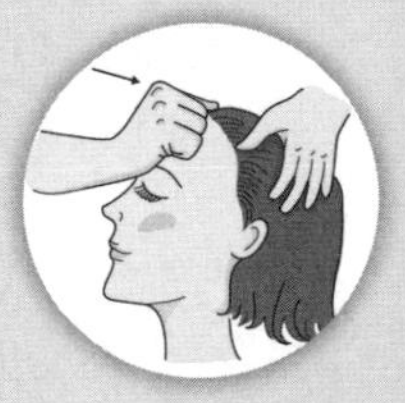
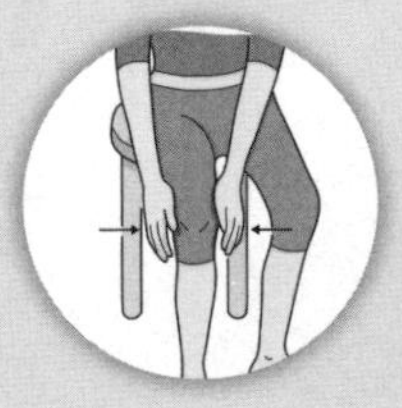
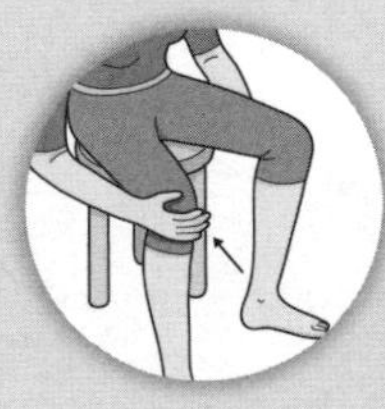
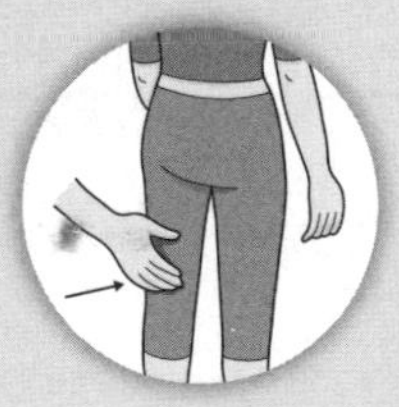
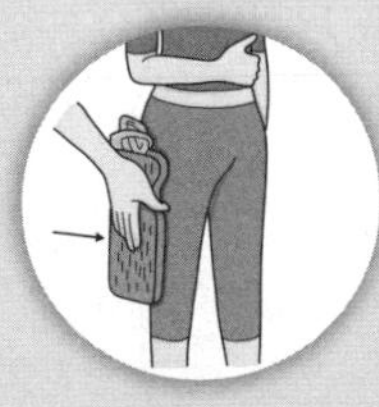
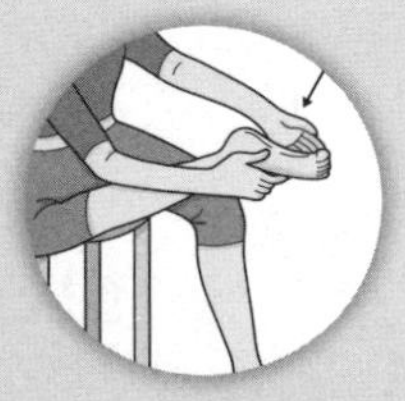
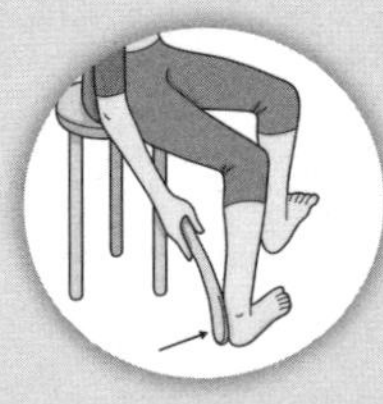

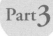

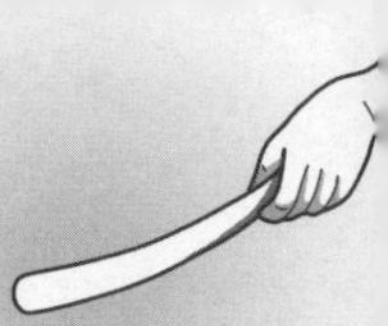

失眠

有失眠問題的朋友似乎不少，其實凡病皆為身心綜合症，只是偏生理或偏心理的差異而已。以失眠來說，原因不外乎心裡有事使腦子轉不停，通常是由於精神上的壓力過大引起的反應。此外，有時在強力拍打之後，氣會集中在頭部，使得頭腦過度活躍，思緒同樣停不下來，伴隨拍打後的疼痛而導致失眠。

失眠對治方法

1. 輕輕拍或敲打頭部，讓氣重新散布全身（見左頁圖示）。時時做重點部位的五八拍打法或是全身拍打，進行全面性的調理。
2. 引氣下行，比如光腳踩地、拍腳掌或用手導引等。
3. 用手心按摩腳心，這是故老相傳的養生法，讓心（包）經過多的能量傳送到腎經，一邊排除多餘，一邊回收利用。

4. 看輕鬆好笑的視頻，精神放鬆後自然一夜好眠。

治療失眠的拍打法

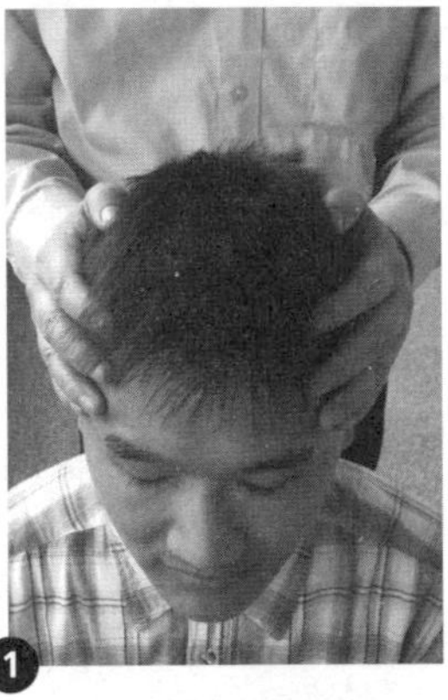

1 頭部兩側為膽經巡行路線，輕拍200~300下。

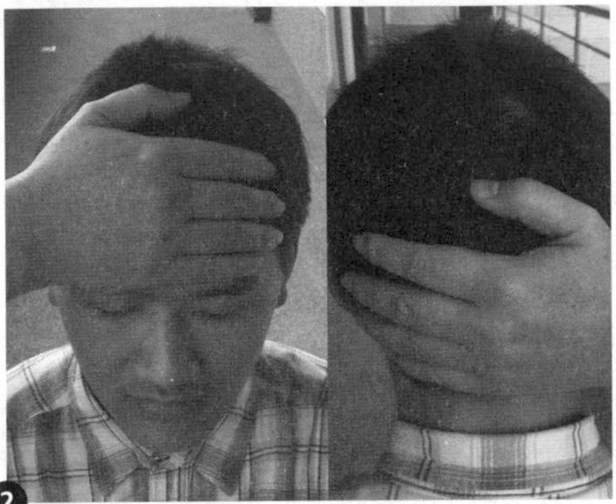

2 前後拍，前方手放在額頭上，這裡有全身反射區。後方手放在枕骨交界處。

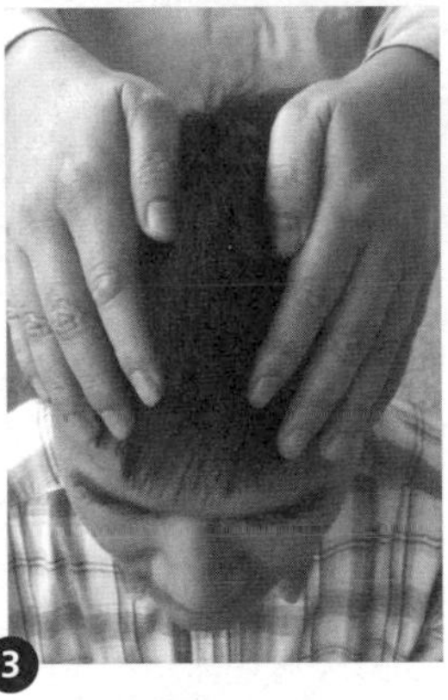

3 此處是膀胱經的循行路線，時間有限的話，此步驟可以省略。

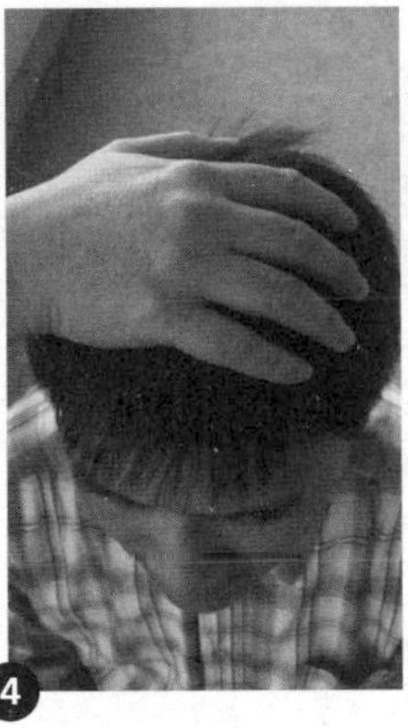

4 拍頭頂百會穴，幫他人拍時，可依頭形不同站在對方正面、側面或後方拍打。

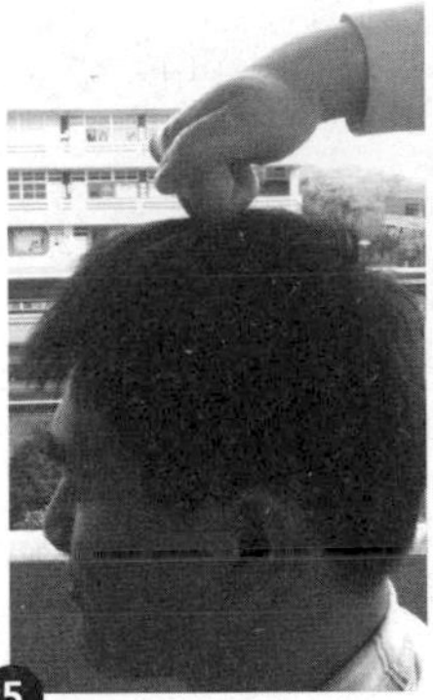

5 也可以握拳，用指關節輕敲頭部的各部位，感覺會非常舒服。

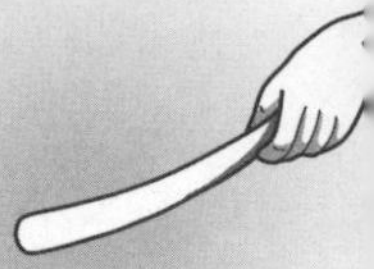

肩膀痠痛（含肩周炎）

肩膀痠痛是現代人的通病，總是有人一再詢問解決痠痛的方法，其實把這個部位的痧拍乾淨後，自然就不會再有痠痛問題了。但在談如何拍打之前，我們要先來看看造成肩膀痠痛的原因，最好能防患未然，否則你好不容易把痧拍除了，沒多久肩膀又要鬧痠痛了。肩膀附近（含肩關節）是全身最容易受風寒的地方，寒凝則血瘀，肩膀痠痛就是血瘀造成不通所致，其原因有：

1.年輕時喜歡穿無袖衣服。

2.工作、家庭壓力造成的長期緊繃。

3.居住環境不適當（空調太冷、長期吹冷氣）、洗完澡不擦乾、嗜喝冷飲、衣服單薄等，不斷引入寒氣。

以前，對我來說「寒氣」只是模糊的概念，而今「寒氣」則是一種切身的體會！我在為一位朋友處理肩周炎時，第一次對寒氣有強烈的感受。據他說，他的肩周疼痛到每天必須冰敷三次才能勉強睡一下，為了能緩解疼痛，他試過所有能想到的方法：按摩、推拿、照射紅外線、復健、刮痧、拔罐等等。

起先我嘗試直接拍打他的肩膀，但是只輕輕拍一下他就痛到無法忍受。左思右想，近處不行就從遠處開始。於是我先從手掌背、手肘背、手臂背拍起，最後拍打肩關節四周。前三次拍打都沒有很大的感覺，最後，拍肩關節四周時，拍沒多久，我就感到寒氣如排山倒海而來，讓我全身都起了雞皮疙瘩，我強忍著寒氣入體那種如同進入冰庫的寒冷感受，繼續幫他拍打，直到出痧完畢。

就這樣，前後總共四次拍打，解決了他痛到不想活下去的肩周疼痛問題。這次的經驗讓我注意到「寒氣」的影響，仔細思索後發現，寒氣的影響實在不可小覷，簡直可以說是萬病之源。難怪《內經．素問》說：「夫百病之生也，皆生於風寒暑濕燥火。」其中又以寒氣最傷人體。

治療肩膀痠痛（及五十肩）的拍打法

要解決血瘀問題，以拍打的調理速度最快。不嚴重者，可以直接拍打痛處；嚴重者就要由遠而近，從手掌背開始拍起，然後拍手肘到手腕這一段，再來是手肘到肩膀這一段，最後整個拍打肩關節四周。每一段可以分成幾次拍，如此將手三陽經過的部位以及肩關節四周都拍過，後續改善再靠平常的關節運動就可。

我曾經用這種拍法幫一位資深護士調理嚴重的五十肩（肩周炎）問題。她是某醫院的資深護士，資格老、輩分高，她的五十肩是我看過最嚴重的，肩關節幾乎已經無法活動，二十四小時疼痛。當時，她每天晚上要冰敷三次，讓肩膀完全麻痺才能短暫入睡。經過手掌背、小臂、上臂以及肩關節拍打之後，這個她用盡中西醫療手段（包含藥物、復健、紅外線、刮痧、拔罐、針灸、推拿等）都無法治好的毛病，基本就緩解了。

叮嚀

在進行任何拍打前，一定要先拍手肘及內關穴，再按照上述方式拍打，差不多一個月就能將整套步驟拍完。冬天時，不管是自拍或他拍都要注意保暖，別光著臂膀而受涼（拍打本意是排寒，如果又受寒就得不償失了）。每次拍完後，要配合飲用薑棗茶，等痧退乾淨後再拍，這樣才不容易「虛」。建議找人互拍，比較順手也不會太累。

治療肩膀痠痛（五十肩）的拍打法

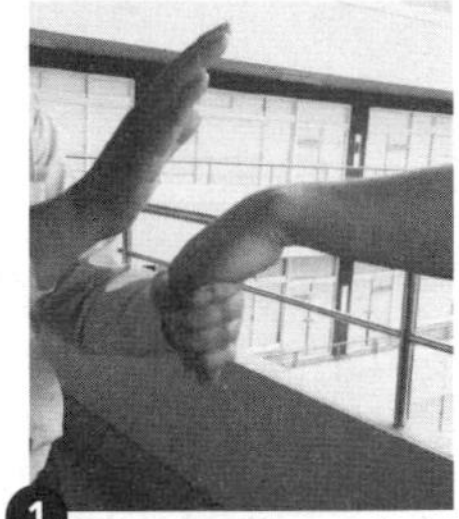

1

●先拍掌背，涵蓋腕關節。

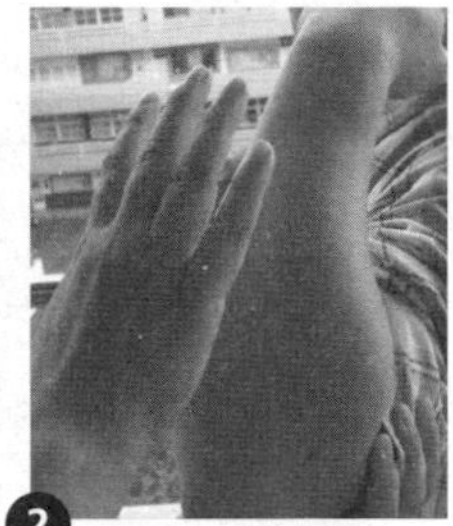

2

●拍小臂背面，涵蓋肘關節。

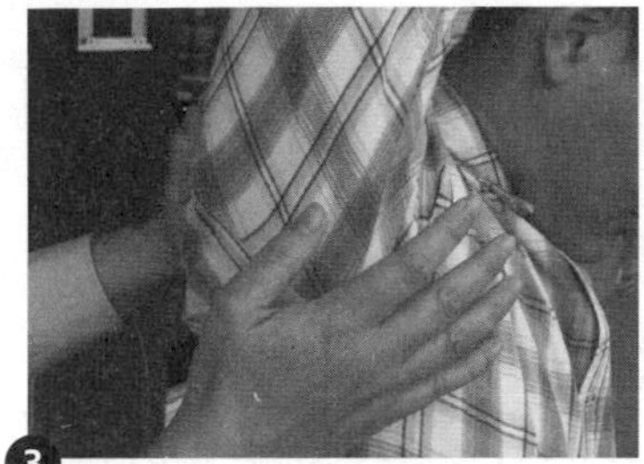

3

●拍腋窩，被拍者採站姿。

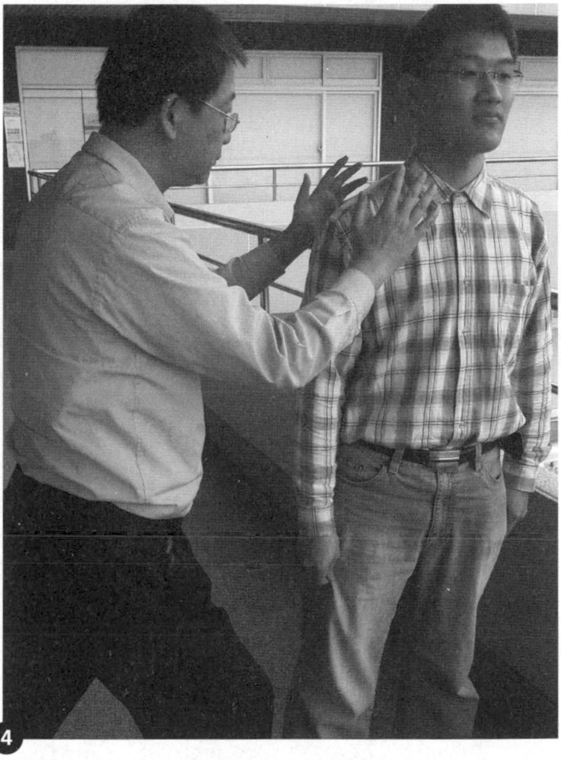

4

●拍肩膀前後方，如果是自拍可以使用拍打工具輔助。

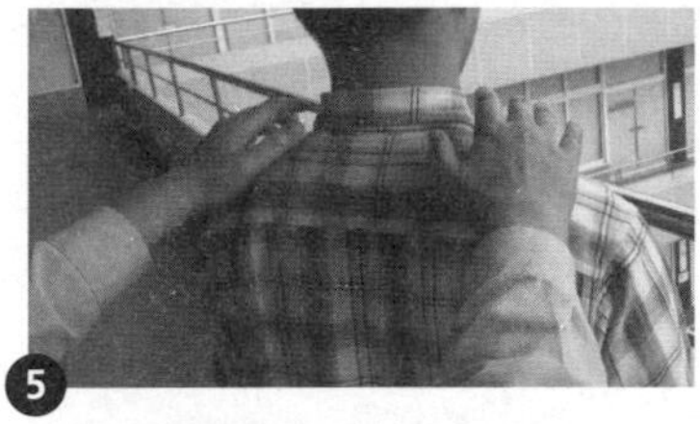

5

●拍肩膀上方，自拍時可使用拍打工具輔助。

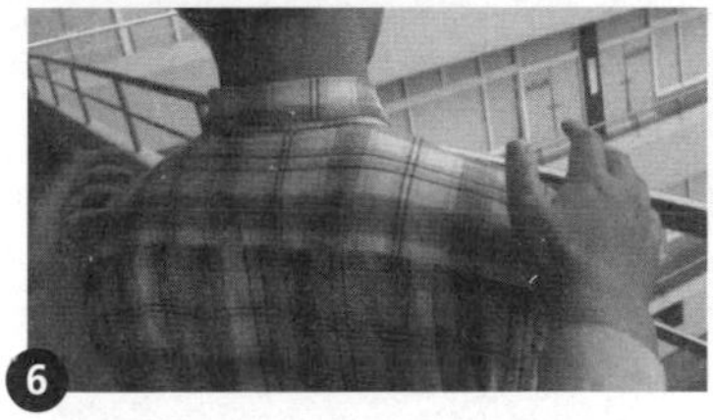

6

●拍肩膀轉彎處（肩峰部位）。

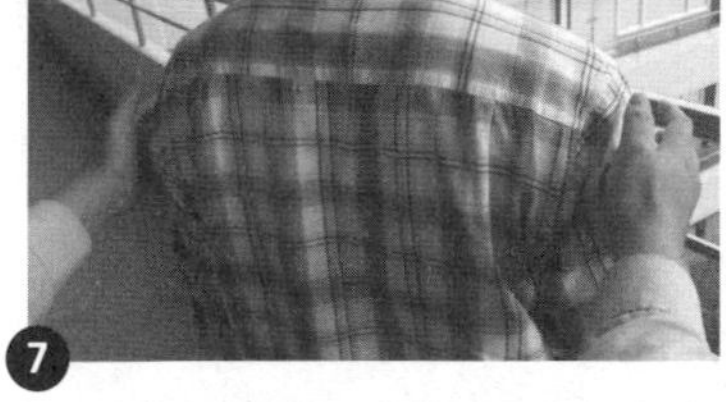

7

●拍肩膀外側面。自拍時，右手拍左肩，左手拍右肩。

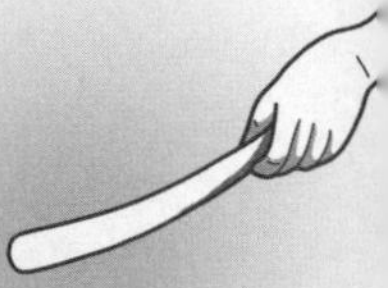

牙痛

一說到牙齒，我有太多慘痛的回憶。俗話說：「牙痛不是病，痛起來要人命。」我真的深有同感。我從小就身體虛弱，大大小小的病不斷，而且多半都是從小種下的病根，和心理狀態也沒什麼關係，只是體弱。那時流行用「四環素」治感冒，據說非常有效，但是後遺症就是牙齒變得又黑又黃且容易蛀牙。小學、國中時代，遇見了醫術、醫德都不好的牙醫，多年後才發現，有顆牙的牙套裡竟然塞著棉花，因為時間過久而腐敗，導致那顆牙的牙床整個都潰爛了，就算想花錢種個假牙都沒辦法。

到了大學時代，滿口牙分成三大派：沒了、輕傷或重傷。根管治療也不知做過幾次，所謂根管治療就是將牙神經拿掉，這樣就不會牙痛了，反正直接關掉警報器就不痛。有一陣子幾乎是滿口的牙套，為了裝牙套，又要將旁邊牙齒的保護層「琺瑯質」磨掉，這又進一步加速了牙齒的崩毀之途。

現在的補牙技術比起以前是好太多了，至少沒那麼痛，但無論是金屬的牙套、塑膠的充填物，都有一定的壽命，必須每隔一段時間就更換、填補。最慘的是，到後來都會損壞到無法修補的程度，至於牙齦腫痛、牙周病等更是如影隨形。

治療牙痛的敲打法

但是學了拍打法之後，無意中發現，不但「合谷穴」止牙痛，直接拍打痛處更止痛，可以用掌拍，也可以握拳用指節敲（見圖示）。基本上只要拍（敲）一次就不痛了，多拍幾次則可以讓血液循環保持順暢，新鮮血液一來，病菌自然偃旗息鼓，潰爛腫痛就逐漸消失了。

前面提過，牙痛對我而言是無可磨滅的痛苦。因為牙齒問題，不知進出牙醫診所幾回，牙齦腫、牙齦出血或齒牙動搖的情況更是必然而非偶然了。但就在學了自癒法後，首先知道要在合谷穴按壓止牙痛，自己試過，也讓朋友試過幾次，效果還不錯。有一回可能是

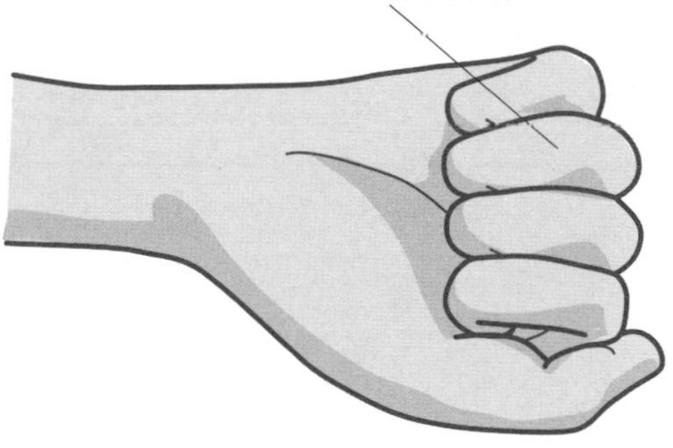

●握拳，直接以指節敲臉部牙床可以治療牙痛。

牙齦腫得太厲害了（據說練功練到一定程度的人都會遇上這類問題），牙齦外側先長出了腫包，接著又形成小芽包及化膿，然後牙齦內側又長了一個腫包，所以按揉合谷穴沒有起到任何作用。以下是我那次自行處理的過程：

1. 按揉合谷穴，沒有用。

2. 嘗試用掌拍，拍自己臉部數百下（適當力度），牙痛解除了，但腫包還在，而且沒有絲毫消腫的跡象，如此拍了幾次也不消腫。

3. 握拳，用指節敲拍牙齦，效果似乎更好一點，但是姿勢不太對，感覺有點累，效率很低。

4. 最後想起張氏拍痧小掌，拿出來對著腫包敲一陣子，腫包居然癟下去了。第二天腫包又恢復，大約是原來的一半大小，我又用小掌敲，又癟下去了。如此反覆一個星期後，腫包完全消失了。最神奇的是，原來已經動搖不牢的那顆蛀牙，又重新固樁了。

這個經歷給我的心得是：這些牙齒問題都源自氣血循環不良，只要用適當的方法疏通，問題自然消失。當然，已經蛀掉的牙齒是不可能再生，回復到原貌了。

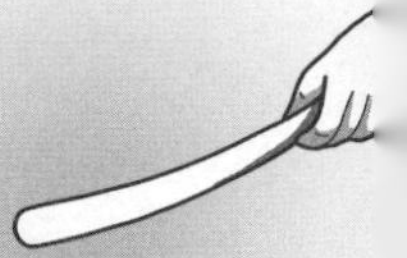

高血壓

接著要來淺談一下高血壓（深談的話，就要請教專家）。事實上，對於各種病症來說，重要的不是頭銜或正統訓練，效果才是最重要的指標，否則空有一堆的儀器設備、專門人員，卻治不好病，又有什麼意義呢？

依我個人的體會，血壓升高的原因和水壓升高的原因是一樣的，都是通路不順暢。至於不順暢的原因，可能來自血管的淤堵或血管壁的質變降低了傳送的效率。因此，排除不順暢的原因後，體內血壓自然就無需升高了。手腳末端，尤其是腳掌，對血壓的影響最大，這個部位一定要好好拍；當然最徹底最全面的做法還是全身拍打，只是若貪功躁進，希望在短時間之內就將數十年沉痾快速解決，往往會造成不良後果。對大部分的人來說，循序漸進才是最有效的方式。

不管是高血壓也好，糖尿病也好，乃至於種種病症，說穿了，其實都是經絡不通所致。各種症狀只是不通的外顯表現，哪裡不通就化現為那部分的問題。我們不能只沉浸在A病拍哪裡、B病拍哪裡的思維之中（雖然救急時有其必要性），如果只注意症狀卻不處理根本原因，就陷入了見樹不見林的困境，猶如追著尾巴跑的貓，永遠也沒有追到的時候，只是一種永無休止的遊戲。

治療高血壓的拍打法

如上文所說，手腳末端（尤其是腳掌）對血壓的影響最大，拍腳掌部位要三百六十度無死角，整個腳掌都要拍到，大約要涵蓋到踝尖以上十公分的部位。

高血壓是中風的危險因子，中風是指血塊堵住血管，使血液無法通過而缺氧，從而造成的問題。下面我要來回答一個問題：「為什麼拍打不會導致中風（血栓），而溫度變化卻經常會導致中風？」我認為這可以分成兩方面來說明：

一、拍打出痧是化整為零來清理血管：如果把血管比喻成下水道（溝），那麼血管壁上的附著物就好比水溝壁上的髒東西。要清理溝壁，可以採用幾種方法：(1)加快流速（例如拉筋）；(2)用鏟子去除（例如拍打），鏟出來的壁垢通常丟在一旁（出痧），另外還有少部分則因清理的動作，跟水溝裡的水混和而形成污濁的水（血中溶入血管壁的雜物）。因此，剛拍打完之後立刻去驗血的話，指數經常會偏高，但是主觀感受卻是舒服的（因為血管壁清乾淨了）。

二、中風是血塊整塊剝離，易造成栓塞。那麼，為何溫差大容易產生血栓（中風）的問題呢？這就和熱脹冷縮有關，不同的材質熱脹冷縮的效果不一樣，血管壁和管壁上的附著物因為材質不同，在溫度發生變化時，其脹縮程度不同，因此會造成局部應力不均衡，久而久之就可能產生整塊剝離的情形，這和拍打出痧化整為零的狀態完全不同。塊狀剝離物順著血流走，在血管窄處就會堵住而導致血栓或中風。很多年紀大的長者喜歡早起散步，根據熱脹冷縮而導致剝離的觀點來看，如果室內外溫差大時，最好還是避免過早出門運動。

高血壓的拍打法

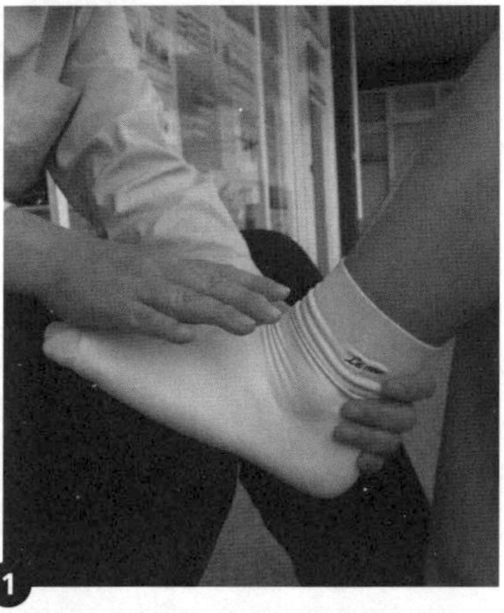

1

●腳背、腳心、腳脖子都要拍。

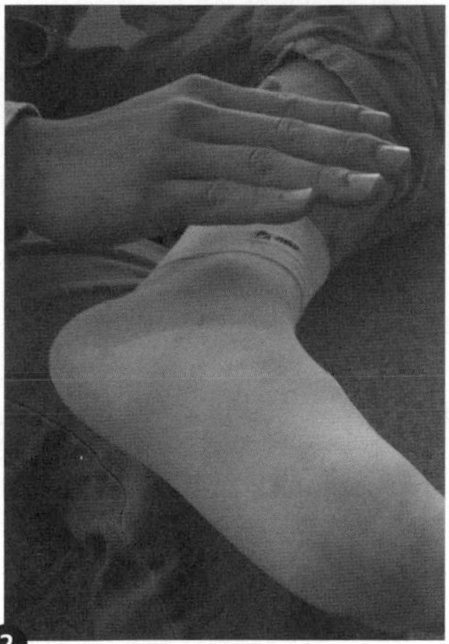

2

●內踝、外踝四周都要拍。

眼睛毛病

有很多種方法可以處理眼睛問題，比如拍打眼眶四周、按摩眼睛周邊的要穴、熱敷、用拳頭敲眼眶四周等。現在介紹另一種簡單的拍打法：用手掌拍後腦勺。拍打的部位在眼睛對應的後腦位置，其實也不用這麼精準，只要大致對上就可以了。從枕骨下緣拍到對應眼眶的位置（如圖所示），用手腕力量拍打，力道不要太重。拍下去時要貼緊腦殼，因為每個人的腦殼形狀不同，用手拍才能適應不同的頭形，不要使用拍打工具，這是「貼」字訣的應用。

拍打時可以用時間或次數來計算，一個位置大約拍十分鐘或五百下，可以自己拍，有人幫拍更好。不論是自拍或他拍，手法正確很重要。這個方法的原理是，硬的腦殼可以有效傳導力量，所以用手掌輕拍，掌握貼的要訣，力道就能貫入。這樣拍有很多功效，可以處理眼睛問題、有助睡眠，甚至可以用於調理自閉症，都是建立在活血通淤

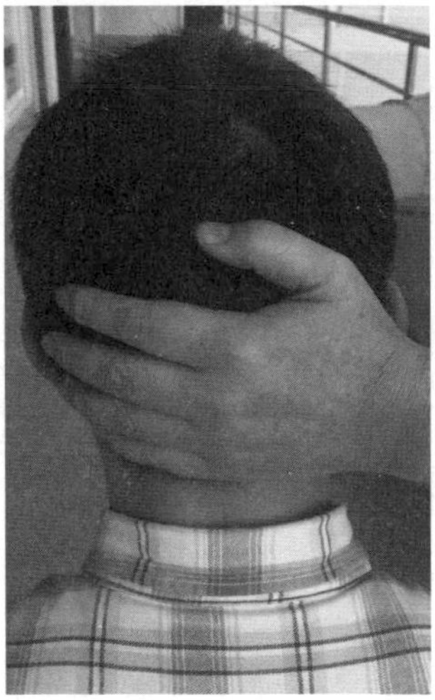

用手掌拍後腦勺，是一種簡單的護眼方式。

的原理上。

「不流動」會造成很多的身心問題，比如血不流動（血瘀）、氣不流動（氣滯）、情緒不流動（執著於某種情緒），種種身心問題的起因都源於不流動，所以治病其實就是在排除不流動的情形，讓一切自然流動。「念頭起時，勿隨勿制」，同樣也是在告訴我們，讓念頭流動。

關於糖尿病的問與答

因為筆者個人母系家族有糖尿病史，小時候也顯現出糖尿病的前期症狀。某天和自然養生老師留星紅聊起糖尿病的相關問題，聽他講了許多見解，也把有關的問題想了一遍，謹將所思所想略述於下，此乃愚人之一得，疏漏之處還請見諒。

當食物吃進身體之後，血液中的糖分會升高，這時胰島素會將多餘的糖分轉為可貯存的形式，儲存在身體裡面以備不時之需。用下面的簡圖來看，就是由左向右的反應。

如果糖分消耗掉了，身體就會分泌腎上腺素，將備用料轉換成運作所需的糖分，這是由右向左進行的反應。身體就是這樣反覆運作，盡可能趨於平衡的狀態。在此，可以簡單地將胰島素稱為「降糖素」，腎上腺素稱為「升糖素」。以下根據這個模型試著回答有關的問題：

糖分 —胰島素→ 備用料

糖分 ←腎上腺素— 備用料

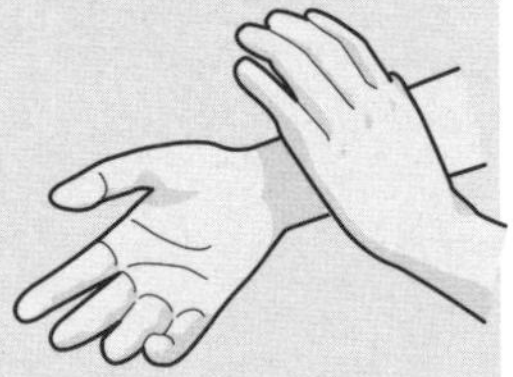

問：為什麼血糖會居高不下？

答：顯然這是因為將血糖轉化的降糖素功能下降，導致由左向右的反應難以進行，也就是轉化速度變慢，使得身體達到一個新的、血糖值高的狀態。若腎上腺功能失調，只分泌過量的升糖素，過度燃燒儲存的脂肪，導致身體所攝取的熱量（卡路里）入不敷出，則容易飢餓；且因過度燃燒脂肪而導致內熱口渴。至於施打胰島素，只是治療症狀而非去除根本原因。

再補充說明，上一頁簡圖的化學反應差不多都是雙向的，血糖高時，可能有以下一種或二種原因同時出現：(1)由糖分轉成備用料的正向反應困難；(2)由備用料轉成糖分的逆向反應過於旺盛。事實上，我們的身體隨時在進行這兩種反應，但是進行方向與速度卻因人因時因身體狀況而異。正常人體有穩定的平衡區間，不正常的身體則會偏移原本穩定的區間（以現代情況來看就是偏高的血糖），甚至變成忽高忽低、非常不穩定的情況。

問：打胰島素後，病情為什麼會越來越嚴重？

答：打胰島素可以達到立竿見影的效果，立即降低血糖。外來的胰島素就像是一家工廠因為生產量不足而向外調貨，可以暫時解決缺貨的問題，但是根本的解決之道還是要改善工廠的生產流程，以達到目標產量。如果老是要靠調貨解決問題，工廠內的設備也會因為長期不使用而變得更糟。

問：為什麼糖尿病的病人不適合吃稀飯？

答：稀飯消化吸收的速度比乾白米飯快，血糖會快速進入血液，就好比工廠已經不勝負荷，卻還源源不絕地湧進原料，這將導致血糖快速上升。但如果稀飯是由糙米、各種豆類煮成的，消化的速度慢，個人認為老年人還是可以適量食用，但不要過量。純白米粥，糖尿病的病人則不適合食用。此外，在陽光底下的適量運動，對糖尿病人也非常重要。

問：為什麼糖尿病的病人吃得多，反而會變瘦？

答：升糖素使血糖升高，這會使身體處於高速運轉狀態，就好像引擎打在空檔，卻又猛踩油門，消耗了大量的能量卻沒發揮效果。消耗掉的能量比吃進來的多，就造成吃多還變瘦的結果。

問：為什麼拉筋拍打後，糖尿病患還要喝加糖的薑棗茶，這不是雪上加霜嗎？

答：拉筋是疏通氣血的管道，而拍打是快速排除淤堵的方法，這兩種手段都有一定程度的能量消耗。拉筋痛則能量消耗快，不痛則能量消耗慢；同樣的，拍打痛則能量消耗快，不痛則能量消耗慢。總體說來，拍打所消耗的能量更多。

依台灣的醫療標準，空腹血糖的正常值是八〇～一一〇mg/dl。根據我曾經處理的案例，血糖長期超過二〇〇mg/dl的人，經拍打後十五分鐘測量，血糖值可降至八十四mg/dl（就像是神蹟）。因此，在升糖素尚未發揮作用時，可以適當補充含糖飲料，例如薑棗茶。但在拍打初期，如果血糖太高的人可以先喝不含糖的薑棗茶，情況因人而異，需要靠自己感受。如果有血糖計的話，可以測量過後看情況決定加不加糖。

問：聽說降血糖藥需要終身服用，一旦停藥會很危險？

答：這類病症可以靠醫藥暫時緩解，但是要斷根還是得靠自己努力。我們可以選擇終生服藥，也可以選擇啟動本身的自癒能力。人生的酸甜苦辣必須自己去體驗，縱使親如父母、兄弟姊妹、妻子、兒女，都不可替代。

親身經手的糖尿病案例

以下是關於血糖毛病的經驗分享，至於實際上單靠拍打能好到什麼程度，則因人而異，主要取決於患者本身的態度及實施的情況而定。

(一)某天晚上我岳父半夜起來上廁所時不慎跌到床下，一直掙扎起不了身。他一直想用自己的力量爬起來，不願求助於人，直到隔天早上八點才被家人發現，趕緊叫救護車送到附近的醫院診治。

第二天我去醫院探望他時，他提到因為感冒而停吃了降血糖藥，已經有一星期了。我一聽，趕緊請護士來量血糖值，結果血糖竟然飆至四〇〇多，於是馬上讓他服用降血糖藥。岳父在醫院住了一星期，血糖仍然徘徊在二〇〇～三〇〇，他嫌住院受罪，就出院回家了。回家後某一天，我陪岳父聊天時，他說小腿骨內側大約中間位置，有一處異常疼痛，我立即針對那個痛點輕拍了三百下，之後再量血糖，沒想到竟降至正常標準了。後來他不放心，懷疑是血糖計壞了，我又幫他買了血糖計再量，證實血糖真的降了很多。此後大概半年，岳父的血糖值幾乎都維持在九十～一二〇左右，後來索性就不再測量了。

(二)我有位同事，空腹血糖值高達二百多（偏高一倍），我只幫他拍膝蓋附近脾經一個巴掌位的大小，大約在血海穴附近，拍完十五分鐘後再量，血糖值只有八十四，對他來說，這應該算是史無前例了。但是他的問題並沒有從此解決，即使有了一次近似奇蹟般的經驗，還是無法讓他自動自發地拍打。無論一時之間有多好的療效，保健養生還是要靠自己努力。（要強調的是，拍打脾經只是一時的調理，最好平日還是養成拉筋的習慣，不足之處再用拍打補強。）

(三)在我稱呼舅舅或阿姨的人當中，有一大半都是因為嚴重的糖尿病而過世，就連同輩的表兄弟也已經有人施打胰島素好幾年了。不用說，我也遺傳了這樣的毛病，從小就不能餓飯，一餓就雙手發抖。下面我要說的是我母親的例子。

我母親的血糖值經常在四〇〇徘徊，發病時連坐都坐不住，只有躺在床上才不會倒下，臉色總是慘白得嚇人。我在剛學拍打、什麼都不太懂的情況下，就幫我母親拍腳，沒想到也能調節血糖，後來我每次回家的第一件事，就是幫她及家人拍打。那麼，到底要怎麼拍打才能改善血糖的問題呢？

治療糖尿病的拍打法

除了平日拍打基本的八個關節部位當作日常保健之外，依據我的經驗，血糖有問題的人可以直接拍脾經（整條腿骨內側一直到大腳趾），效果立竿見影，可以當作救急之用。拍打時，會沿著脾經一路出痧，這也是用眼睛見證經絡的好時機！然後再以拉筋保持血糖正常，這也是很多人都見證過的療效。

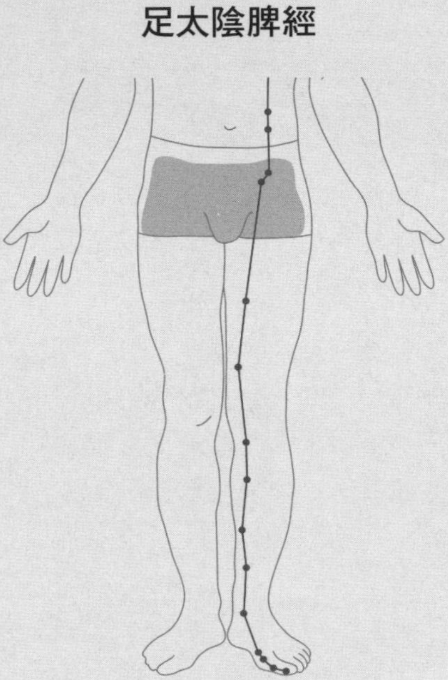

●有血糖問題的人可以直接拍脾經，對降血糖有立竿見影的效果。

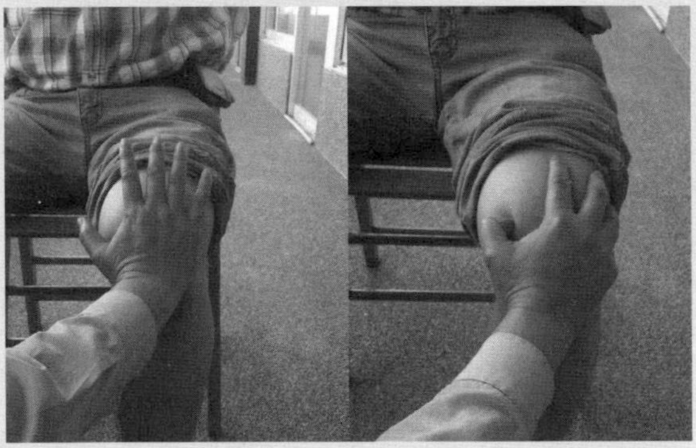

●脾經的血海穴是治療血症的要穴，拍打後可以馬上降血糖。血海穴位於膝蓋上方，取穴法：掌心對準膝蓋骨，拇指略彎曲，拇指端即是血海穴。

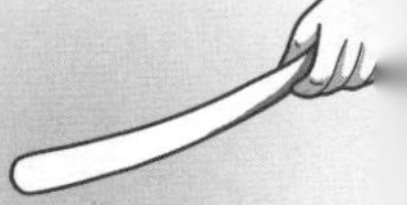

過敏性鼻炎

這是現代人常見的毛病，據說在台灣有過敏性鼻炎的人占了六成之多。雖然其中有個人體質差異，但不注重保暖的生活方式應該才是最主要的原因。諸如吹冷氣、吹電風扇、喝冰冷的飲料等等，都會讓寒氣聚集在鼻部，久了就成為過敏性鼻炎。過了幾年或幾十年之後還不處理，鼻炎就會變成更嚴重的疾病。

過敏性鼻炎的人早上起床或天氣忽然變冷時，往往會猛打噴嚏，打噴嚏的作用是排寒氣，但這樣處理掉的寒氣只是小部分，無法真正解決問題。我在為人拍打的過程中，也曾經吸收了大量寒氣（到目前為止還沒有碰到大量散發熱氣的案例，只有碰過大量散發寒氣的人），所以不知從什麼時候開始，從來不鼻塞的我也開始鼻塞了，這當然會嚴重影響到睡眠品質。鼻塞好好停停，總要折騰好幾個月，直到某個晚上，我在半睡半醒之間，感覺到鼻子四周有種持續通電的感覺，後來發現鼻子居然不塞了，暢通無阻的感覺真舒服。

過敏性鼻炎的人為何經常打噴嚏、流鼻水？

如果把寒氣比擬成廢污水，污泥就是體內淤堵之物，打噴嚏就是身體斷斷續續處理寒氣的過程。所以整個情況就是：身體累積了太多的寒氣，量經常多到身體能夠處理的上限，一旦有更多寒氣進入，例如早上起床、騎車受涼等，就必須先打噴嚏來小量處理寒氣。但是如此小量處理並不能真正解決問題，必須找到問題的源頭——到底是什麼原因造成寒氣大增？然後想辦法減少或防止寒氣入侵。

過敏性鼻炎的人會經常打噴嚏或流鼻水，就是身體的一種排寒現象。所以，一起床就打噴嚏，代表身體一開始日常活動就會開始排除寒氣。

以下用一個想像的水瓶，來解釋身體這種排寒作用。這個假想的瓶子由下至上可以區分成一百格，但裡面裝的不是水，而是身體某部分的寒氣。

- 一個絕對健康的人，身體沒有什麼寒氣，所以瓶子裡差不多是空的。

● 一般人或多或少都會積聚些許的寒氣，但寒氣累積在身體裡的量不會過多，就以三十格來代表。當外界進入的寒氣增加（比如夜晚），瓶子裡裝的寒氣會上升，如果超過一百格就會有明顯的排寒動作，比如打噴嚏、流鼻水。不過，因為還有七十格的彈性儲存空間，一般情況下要超過一百格並不容易，只要不超過上限，身體會以正常機制來調節，比如說喝熱水之類的活動。

● 對於寒氣累積較多的人，他的寒氣瓶可能已經裝到九十五格，只要外界的寒氣再侵入多一點就會超標，這時就會打噴嚏，直到累積的寒氣低於上限為止。於是，身體會每天夜裡添點寒氣、早上開始排寒，如此周而復始，就形成了每天早上打噴嚏、流鼻水的現象。

治療過敏性鼻炎的拍打法

過敏性鼻炎大都由「寒氣」引起，按照情況的嚴重性，可分成幾種處理方法，可單用也可以混合使用。

一、我見過最嚴重的患者，在大腸經沿線可以看見一條由黑色斑點組成的線，一直延伸到手指，一年大部分時間他都必須戴口罩。這類重症的過敏性鼻炎患者，要先從手肘、內關穴、掌背拍打，然後一路沿著大腸經往上拍。不過，這類患者多半還有其他身體毛病，需要全身性調理。

二、一般的過敏性鼻炎患者，可以先按按肩膀上方。如果有痠痛感，要再一路沿著手臂往下按，看痠痛蔓延到哪裡，拍打時就至少要拍到那個位置，能全身拍當然更好。通常拍完肩膀後，毛病就好了一半。更重要的是，往後要修正生活習慣以減少寒氣入侵，才有可能斷絕病根。

三、除了手臂外，頭頂的百會穴、額頭這兩個部位也要多拍拍，對於鼻管暢通有莫大好處。有時候，僅僅是拍拍百會穴就非常有效，力道要用比輕拍大一點。以下總結用拍打處理過敏性鼻炎的方法：

1. 斷除寒氣來源（比如夏天嗜喝冷飲，冬天保暖不足）。

2. 從肩膀順著大腸經（含肺經）拍到手臂，行有餘力的話，能拍到指端更好。有過敏性鼻炎的人，肩膀會經常痠痛，如果時間有限，可以直接拍打肩膀。

3. 拍頭頂的百會穴及額頭。

手陽明大腸經

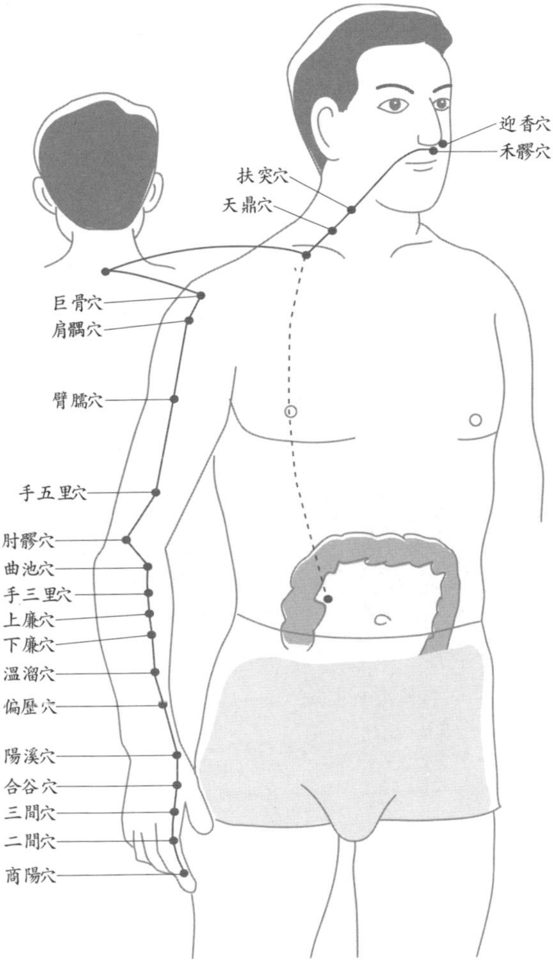

●順著大腸經沿線，由肩膀往下拍，可以緩解過敏性鼻炎的症狀。

握拳敲打法

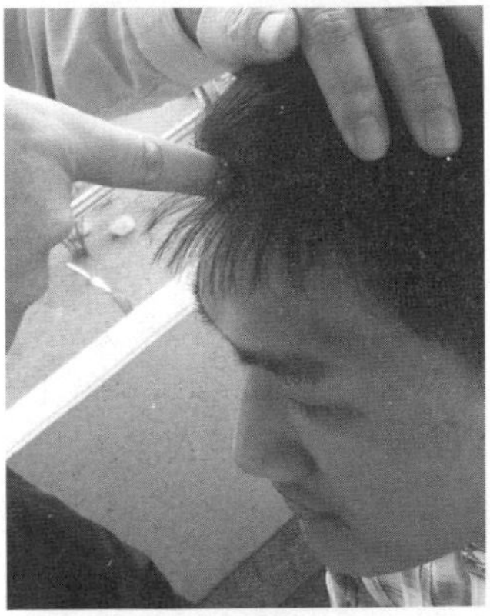

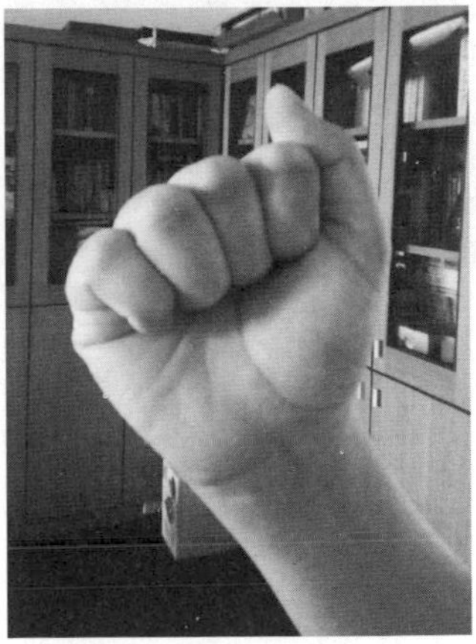

●握拳敲打額頭及頭頂時要大約呈45度角。握拳時要注意指節面盡量齊平，拇指要貼疊在食指上（如下圖）。

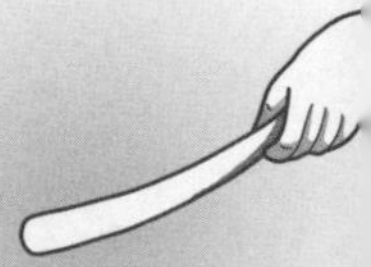

過敏

我小時候偶爾會過敏，記得每當過敏時，我母親處理的方法是用薑片沾上酒精，在過敏部位反覆推揉，然後要我悶躲在被窩裡，這個方法大部分時候都有效。如今，有更簡單、快速又有效的方法，就是此處談的拍打。

主角是我的老婆大人，她從青春期開始就有過敏反應，只要吃到蝦蟹類食物身體就會過度反應，比如食道紅腫，連喝水都有困難，甚至聲帶也腫脹到了無法說話的地步。後來她開始拉筋後，過敏反應反而更強烈了，只是被蚊子叮了一口，過了二、三天居然腫成巴掌大的「龜殼」。這其實是因為拉筋使身體活絡了，以前無法處理的病灶，現在可以慢慢拿出來清理了。有一次，我見她的蚊子包又癢又腫，就直接幫她拍打紅腫部位，一直拍到軟化為止，很快就不癢了，第二天紅腫竟然消退得差不多，當然要完全消腫還是要好幾天。此後她再被叮咬，雖然還是會紅腫，但是腫的程度小很多，稍微拍一陣子就好了。再過一陣子後，她就像一般人一樣，被蚊子叮咬也只是起個小小的包而已。

治療過敏癢腫的拍打法

通常有過敏問題的人都會說「我從小就過敏」，但其實說穿了，這還是經絡不通所致。這一類問題的處理方式都一樣，直接拍打患部，直到過敏反應消失為止。

對於過敏體質的人而言，蚊子包可能會引起又癢又腫的嚴重反應，要止癢消腫最有效的方法，同樣是「哪裡癢拍哪裡」，不管是蚊子包或皮膚出疹等都很有效。這些發癢的部位就是現成排洩淤痧的出口，手上再加些力道，很容易就能把該部位清理乾淨，久之，身體環境變好了，皮膚就不會再有腫包或出疹的問題了。

有人會問，為什麼健康的人比較不會有蚊子包呢？我們都知道，蚊子在叮咬時會注入毒素，身體健康的人能夠很快解毒，所以即使被叮也不易起包；反之，如果身體無法處理這些毒素，就會向外排出而形成腫包。

此外，皮膚過敏時可以加強拍曲池穴或整條大腸經。因為大腸經是身體排毒的主要管道，主路不通，毒素就會亂竄，其中最容易顯現的就是和大腸經互為表裡的肺經（「肺主皮毛」），於是皮膚就成了非正常管道的排毒出口了。

反過來說，只要身體平時排除廢物的管道暢通，自然就不必通過非正常的管道排毒，皮膚就會回復自然光澤。按照拍打保健法來調理全身，不只是蚊子包，其他皮膚毛病也會逐漸消失無蹤。

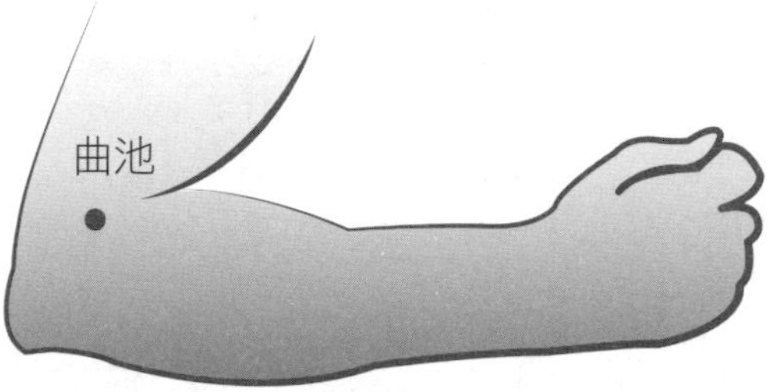

●曲池穴是手陽明大腸經的常用腧穴之一，位置在手肘橫紋外側端。

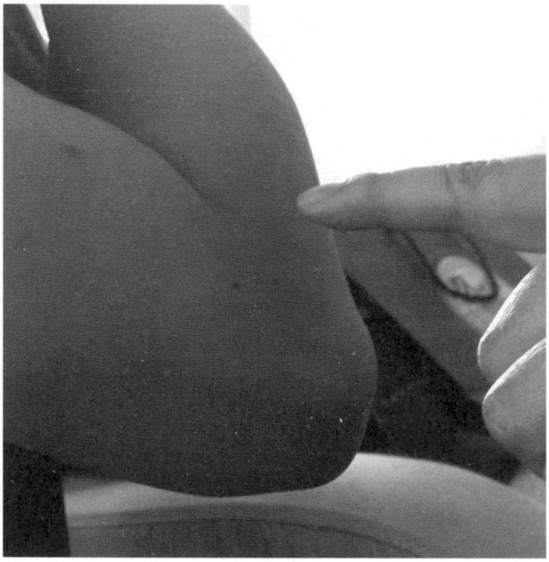

●皮膚過敏時，可以加強拍曲池穴，以便加速排出體內毒素。

關於膝關節退化的問與答

問：為何小孩的膝關節沒有退化問題，而年紀大的人就容易退化？

答：人體有自動復原及修補的機制，而流動順暢的新鮮血液能為身體各部位帶來修補的材料與能量，只要復原速度趕得上磨損速度，就不會有關節退化的問題。小孩子的血流順暢，而且身體各處都處於快速生長的階段，所以沒有什麼退化問題。隨著年紀日漸增長，我們所能做的就是持盈保泰，以適度的保養來維持身體的機能。

問：為什麼總是聽到膝關節退化，比較少聽到其他關節有退化問題？

答：磨損的速度和負荷大小有關，膝關節所受到的壓應力（單位面積所受的重量）最大，所以最容易磨損。如果考慮到動態效應，著地瞬間膝關節所承受的壓力就更大了。關鍵是磨損和負荷大小相關，負荷越大，磨損就越嚴重。

問：為什麼拍打拉筋可以處理膝關節退化的問題？

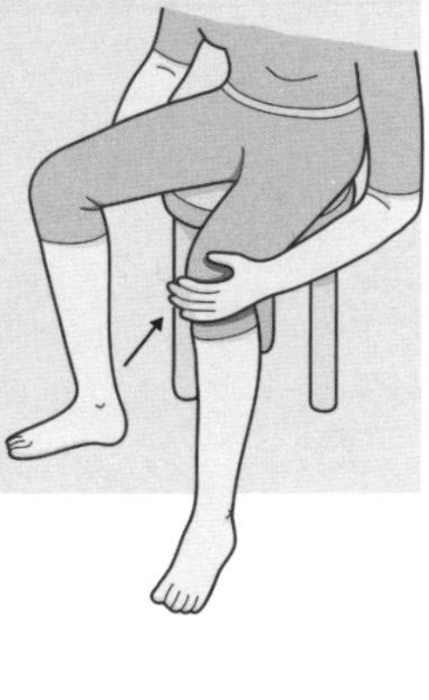

答：上文說過，新鮮血液會帶來修補的材料與能量，拍打清除了淤堵之處，使血流運行順暢，而拉筋則能常保血流順暢且加速血流的運行。

問：為什麼膝關節退化會反覆出現呢？

答：雖然我們可以藉著拍打迅速清除淤堵，但是實質磨損仍要花時間進行修補，在還沒修補完成時，原先磨損之處可能會產生新的淤堵，所以會有反覆出現的症狀。但這種反覆會隨著拉筋拍打的進行而逐漸減輕，直到完全復原。

問：如果是拍打的話，需要天天拍嗎？

答：如果要天天拍，不能過量也不能重拍，因為拍打過程會消耗能量，拍得越多越重，能量消耗就越多，身體會過虛。一種可能方式是在基本復原後養成拉筋的習慣，有不足之處再以拍打補強。但是實施方法因人而異，我自己是以練功來增強身體機能，不論什麼方法，都要遵守有恆又適度的原則。

我自己的經驗談

在我那個年代，除非特殊原因，男生都要服兵役，我服的是預備軍官役。義務役軍官要先接受基礎訓練，再分發到各個單位。在為期三個月訓練的第一個月底，有一項叫「高跳台」的訓練項目，我記得是二・四公尺高，底下是沙地，當我一躍而下時，竟然忘了雙膝要微彎，就這一跳，開啟了不堪回首的膝關節傷痛史，其中右膝受傷更為嚴重。

當天我就發現膝蓋腫脹無法彎曲，寸步難行，二十公尺的距離我要走十五分鐘左右。還記得醫務室的醫官當時以自信又輕蔑的口吻對我說：「你想裝死逃避兵役啊，告訴你，我可沒有這麼好騙……」雖然如此，二個星期後，我還是爭取到一次去軍醫院骨科看診的機會。這位骨專科大夫看了半天，耐著性子開了幾顆消炎藥，就把我打發走了。剩下的兩個月，我忍痛完成了所有野外戰鬥的課程，但也付出了病情加重的代價。

趁著放假時，我直接到住家附近的骨科大夫看診，醫生又看又捏後對我說：「你這是滑液囊發炎，需要先抽積水，再吃點消炎藥。」果然抽了積水後，膝蓋就比較能彎曲了，我想再搭配服用消炎藥，傷應該就會好得差不多了。

下部隊第二個星期，我被派去參加集訓，開訓項目是十二．八公里的長跑。這對當時我這個三十二歲的「老」兵來說，是極大的負擔，不僅跑到一半就必須不停捶打先天不良的心臟，連原本逐漸好轉的膝傷又遭罪了。接著下來的服役期，每隔三週當一次值星官，每次只要跑完五千公尺，隔天就不太能走路，加上一星期四至五天的三十多公里行軍，讓我的膝關節傷了又傷，根本不指望能復原了。

退伍後投入職場，雖然走路不會有問題，但是只要跑步，膝蓋就會發炎。逐漸的，只要天氣一有變化，我的膝關節就痠軟無力，連走路都有問題，四十歲的身體卻像七十歲的狀態。原本不好的心臟也更加脆弱了，有嚴重的心律不整（每跳幾次就會有一次停止跳動）、心率過速（有時連續一個月二十四小時都心跳破百）。事實上，有段時間我只能斜靠在枕頭上入睡，勉強讓心臟跳動降到每分鐘一百下左右。

萬幸的是，我找到了「拉筋拍打」這樣簡單易行、功效顯著，並且靠自己就能調理身體的方法。第一次拍打兩手肘的肘關節內側，老婆大人一看，發出明確指令

「十五分鐘，用力拍」。拍時真的很痛，但拍完後全身暖洋洋的很舒服。接下來再拍膝關節，第一次拍打右膝，出的是黑黑的痧，還分別向上向下蔓延到腿的一半，過了一個月左右才退痧乾淨。

左膝更有趣，兩手同時拍擊膝蓋兩側，結果是以膝蓋中線為界，右側出黑痧，而左側皮膚卻連紅都不紅，呈現完全正常的膚色。總計左膝拍打三次後就完全正常了，而右膝拍打到第十次就幾乎恢復正常，這是我先前不敢奢求的事。

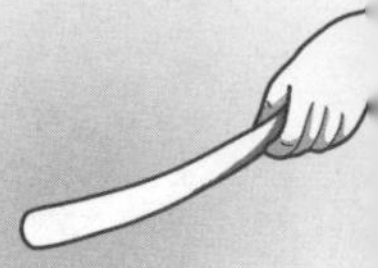

腹瀉及乳糖不耐症

這是一個膽功能失調的典型案例，主角是高中生，她的症狀是從小只要一吃油脂性的東西就會瀉肚子。那天她吃了生日蛋糕後沒多久，就在床上痛得直翻滾，一陣子後又跑到廁所狂拉，然後又回到床上打滾。她爸爸見多了，只說他女兒從小就這樣。

後來我忍不住了，就叫她坐在小椅子上，我從風市穴開始沿著膽經幫她拍打，力道比一般稍輕，把她兩腿外側的膽經沿線都拍了一遍。她的出痧情況滿嚴重，整條膽經痧點遍布，慘不忍睹，但是立刻就不瀉肚子了。為什麼吃到油脂腹瀉要拍打膽經呢？我的思路如下：

1.油脂是靠膽汁消化，一旦膽功能不正常致使油脂無法消化，身體就會把這些東西判定為不需要的廢物而排除（也就是腹瀉），這是身體的自我防衛機制，所以要針對膽經拍打。

2. 膽汁是由肝臟負責分泌，因此拍完膽經後如果問題沒解決，就表示膽汁供應不足，此時應再加強拍打肝經。當然要有長效，全面而徹底的拍打是必要的。

過了幾個月後，我問她還有腹瀉的情形嗎？她說再也沒發生過了。當我想要再幫她拍得更徹底一點時，這位小女生說：「喔不用了，那真的很痛！」人就是這樣，總是忘了要以正確的方式關愛自己，怕痛是她的選擇，我也只能尊重了。

以前我也有嚴重的乳糖不耐症，每喝牛奶（尤其是鮮乳）必瀉！這是膽功能失調的結果。除了腹瀉之外，膽經堵塞的常見病徵還有偏頭痛，尤其是右側偏頭痛，如果長期不處理就可能像我一樣，吃個糯米做的米糕就爆肝了。順帶一提，膽

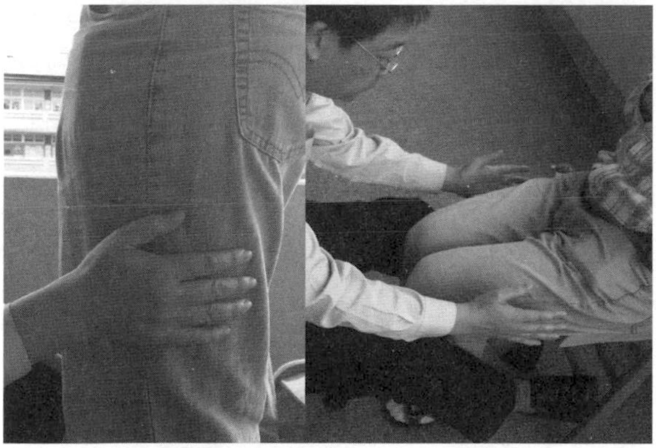

●風市穴可以用手掌或拍痧板拍。注意坐姿時，拍者的雙腳要左右固定被拍者的雙腳，避免在拍打過程中膝蓋互撞。

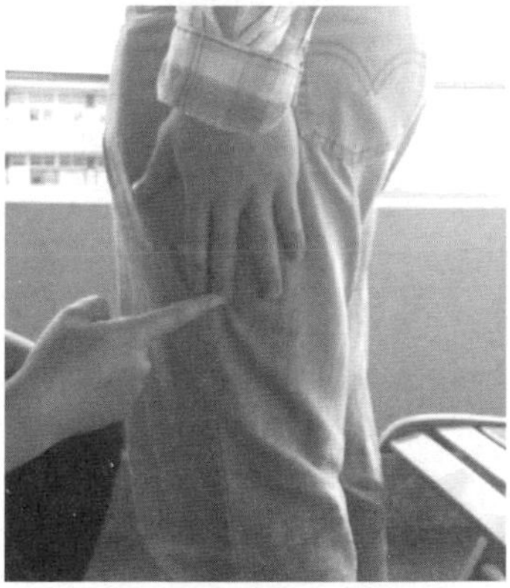

●立正站好，雙手貼於褲縫，中指指尖所指位置上下即風市穴。

經在腿部外側中線，而肝經則在腿內側中線相對位置，兩者互為表裡經，所以才有「肝膽相照」這句話。

拍膽經時，可以側重在容易淤堵的風市穴，打通這個部位可加強身體的代謝與消化，同時贅肉也不容易囤積在身上，一舉數得。

足少陽膽經

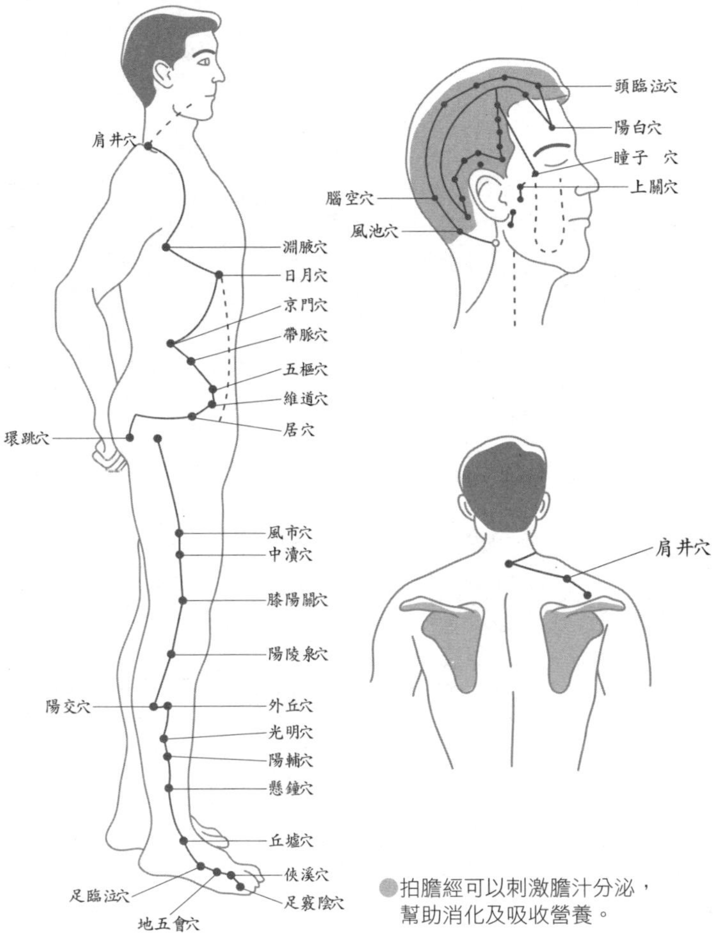

拍膽經可以刺激膽汁分泌，幫助消化及吸收營養。

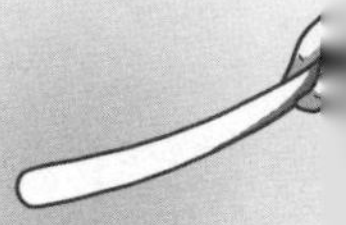

B型肝炎

幾年前某次開會後走出會場，就看見同事滿臉倦容地坐在石階上。我趨前問候，他說因為肝炎關係，所以很容易疲倦。我當下的反應，當然就是拍打了。當時幫他輕拍了兩百下大腿內側靠膝蓋的血海穴位置，腿上當場就出了一塊像豬排大小的痧塊，此後我有很長一段時間沒有再碰到他。

時移境遷後，沒想到他的辦公室居然跟我比鄰而居，兩人交流也頻繁了起來。他說他有家傳的肝病，平時都吃醫師開的藥，但病情還是越來越嚴重。台灣肝炎帶原者比例相當高，發病的當然也不在少數，通常病程是肝發炎，經過若干年後就提升成肝硬化，最後轉成肝癌。當時我那位同事的肝炎病毒指數是十幾萬。

自從我們成為鄰居後，他三不五時就會到我的辦公室坐坐，聽他說他的腳部有氣結，有時我會幫他拍一下，不過大部分都是他自己拍打，進行一段時間之後，他腳部已經摸不出來有氣結了。

他最近三期的檢驗報告，肝炎病毒指數分別是一萬九千、一萬八千及零。換句話說，最近一次的檢驗已經查不出病毒了，當然這並不表示他身上完全沒有病毒，只是目前醫院的檢驗方法已經驗不出來病毒了。就這個案例來看，光是拍打就有極大的改善，如果能配合拉筋，改善效果會更明顯。理由很簡單，肝主筋，凡是有關肝的問題，拉筋總是不會錯的，不過這就要看個人的因緣了。

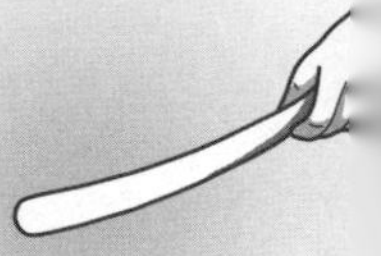

畏風畏寒及手腳冰冷

我從小就非常怕冷，冬天即使全身裹得像粽子，還是冷得直發抖。讀大學期間更怕冷了，冬天時只有洗熱水澡的那十幾分鐘手腳才是熱的，其餘時間都冰涼得像冰棒，氣血循環非常差。記得有一回大寒流來襲，氣溫下降到攝氏五度左右，我開了水龍頭要洗手，卻赫然發現，雙手感覺的水溫竟然是「溫熱的」，由此可知我的手腳有多麼冰涼了。

大約是二〇〇四年，我去醫院探視車禍受傷的朋友，結果卻在加護病房外面昏迷了好一陣子，悠悠醒轉後身體狀況的惡化速度又加速了。最明顯的症狀就是盜汗、心跳過速、心律不整，整天都有氣無力，嚴重時氣若游絲，講的話大概只有自己聽得見。到了二〇〇九年，更是一點風都吹不得。記得有一次坐在床沿陪九十多歲的老父親聊天，當時開了一台小小電風扇用最小的風量吹，父親都沒說什麼，我卻坐不住了。這種情況直到二〇一〇年五月爆肝後，因緣際會學了拉筋拍打法，隔年冬天就不需要再穿棉衣棉褲（衛生衣褲）了，洗澡後用吹風機吹湧泉穴、大椎穴，晚上睡覺就感覺很暖和，偶爾還必須把棉被掀開散熱。到了二〇一三年冬天，我已經不必再用熱風吹湧泉穴、大椎穴，而拍打後夏天會產生的燥熱感也消失了。

時至今日，只有在寒流剛來的時候，手腳會覺得有點冰涼，但是只要適應溫差，就又恢復正常。偶爾覺得太冷，稍微練功或拍打，就全身發熱。這些改變往往在事後回想時才慢慢浮現出來，我的心得是「只問耕耘，不問收穫」地耐心拍打，身體的改變自然會發生，身體虛弱、憂鬱的人，拍打法功效強大！

一開始我因為自己身體改善極為明顯，所以到處向人推薦，不過絕大部分的情況都是「剃頭擔子一頭熱」。後來去參加每週固定的拍打聚會，發現不少人冀望有位神仙一般的人，手一揮或是念念咒就能讓他們身輕體健，等到一拍下去才發現，那不僅是痛，簡直痛徹心扉，於是兩三次之後就敬謝不敏了。還有一些人是身體不舒服才來，拍打、拉筋完，暫時解決問題後就消失了，直到下一次不舒服的時候才又現身。

其實有很多方法能夠解決我們的病痛，拉筋拍打是其一。但經歷幾年的拍打現場服務之後，我發現，心鎖不開，無論用什麼方法都只有短暫的效果，因為治病的根源沒有找到，症狀必然去而又來。當然，也有人成功運用拉筋拍打這個方法自我療癒的。

從生病到自我療癒這個過程，讓我深切體會到：

1. 健康很重要，以前我對保健養生根本是完全無知，現在則知道一點，還在慢慢學習。

2. 生病或遇到困難不一定是件壞事，如果我們始終把疾病當成是對手、敵人，那麼它就始終是病。如果我們了解這些疾病是用來提醒我們身心某方面失衡了，那麼疾病就具有正面的意義。

3. 同樣的，把煩惱當成煩惱來對待，它就只會是煩惱。以不同的態度去面對，煩惱可能就是促成我們提升的關鍵，所以古人說：「煩惱即菩提。」

4. 像我這樣怕冷畏寒、腹瀉、血糖有問題、心律不整、骨質疏鬆等百病纏身的人，都能靠著拍打等自療法大幅改善體質，獲得重生的機會，相信你們也能透過某種可長可久的養生法重拾健康。

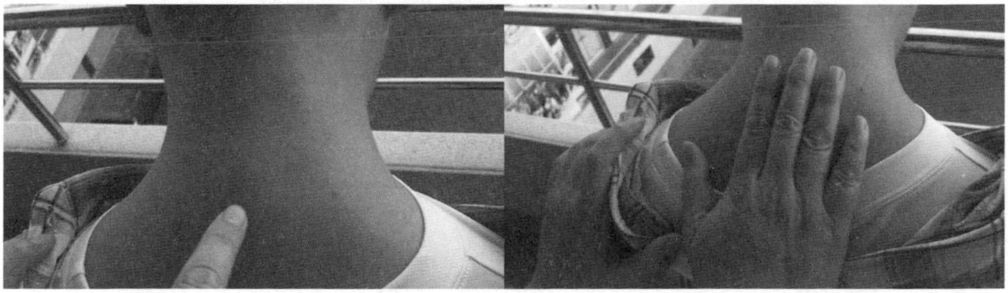

●督脈大椎穴是補陽氣、驅寒氣的重要穴位，手腳冰冷時用手拍或吹風機的熱風吹，可以有效驅寒。

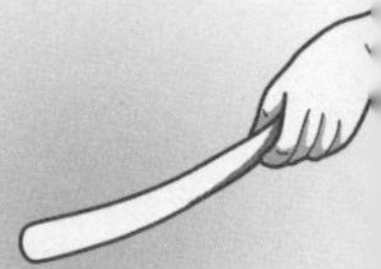

懼高症與心臟震顫

我個人的理解，懼高症的主因是心臟不夠力，我自己就有這個問題。我不敢站在圍牆邊、不敢搭乘透明電梯、不敢走吊橋，這些都是心力不足的問題。心律不整也是我從小到大離不開的老毛病，而且越來越嚴重，最嚴重時心臟跳動兩至三次會震顫一次。此外睡覺時，心跳速度又往往會超過一百，經常半夜從睡夢中驚醒。

心力不足首先要拍打「三關」：手腕、手肘及肩關節，尤其是手肘和腕關節（內關穴），還包括手掌背。然後分次把手臂內側其他部位拍完，左右手都要拍，至少一定要拍手肘內側。一旦心力足了之後，就不會再懼高，我現在搭乘透明電梯就沒有那種腳底發涼的感覺了。至於心跳過快，可以加強拍打內側心經，整個內側都要拍打，這樣調理就能恢復常態。

手厥陰心包經

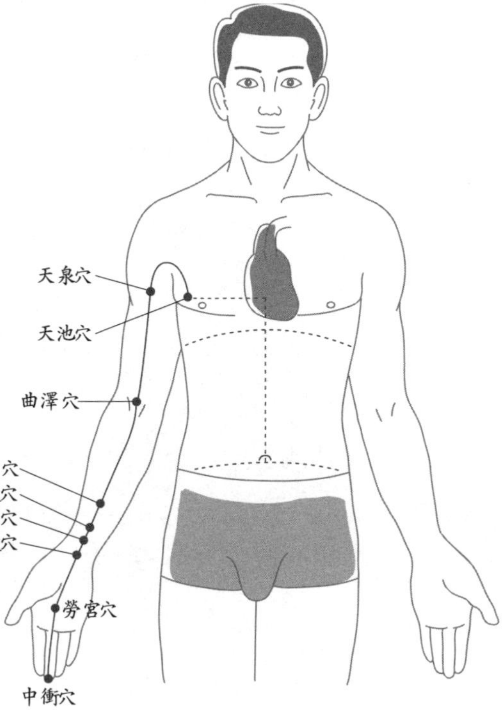

●手腕內側的內關穴是養生要穴，
拍打此穴對於補足心力很有用。

手少陰心經

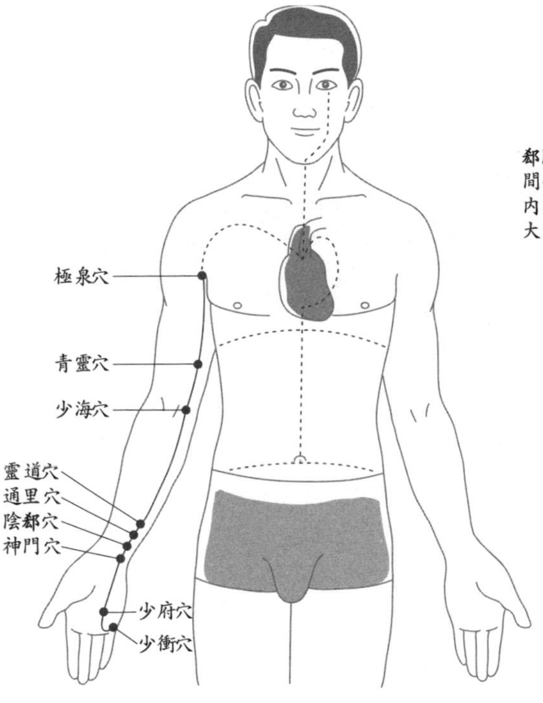

●心率不正常，可以加強拍打內側心經。

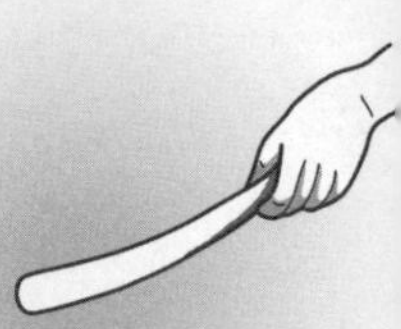

陽痿

台灣雖然是個蕞爾小島，但是藍色小丸子「威而鋼」的銷量卻好得不得了。但回到日常生活的談話，我們聽到的卻是個個驍勇善戰，這現象是不是自相矛盾呢？其實只要牽涉到男人的面子與自尊問題，事情往往就會變得隱諱不能明言，陽痿這種非致命卻令許多男人困擾的毛病，就是如此。

首先來看看造成陽痿的病因為何？簡單來講，陽痿就像是氣球要充水卻充不飽，其原因如下：

- 原料不足：要造血，卻無法製造夠多的血，這和腎功能有關係。除了拍打疏通之外，還可以用食材等各種方式補腎。

足厥陰肝經

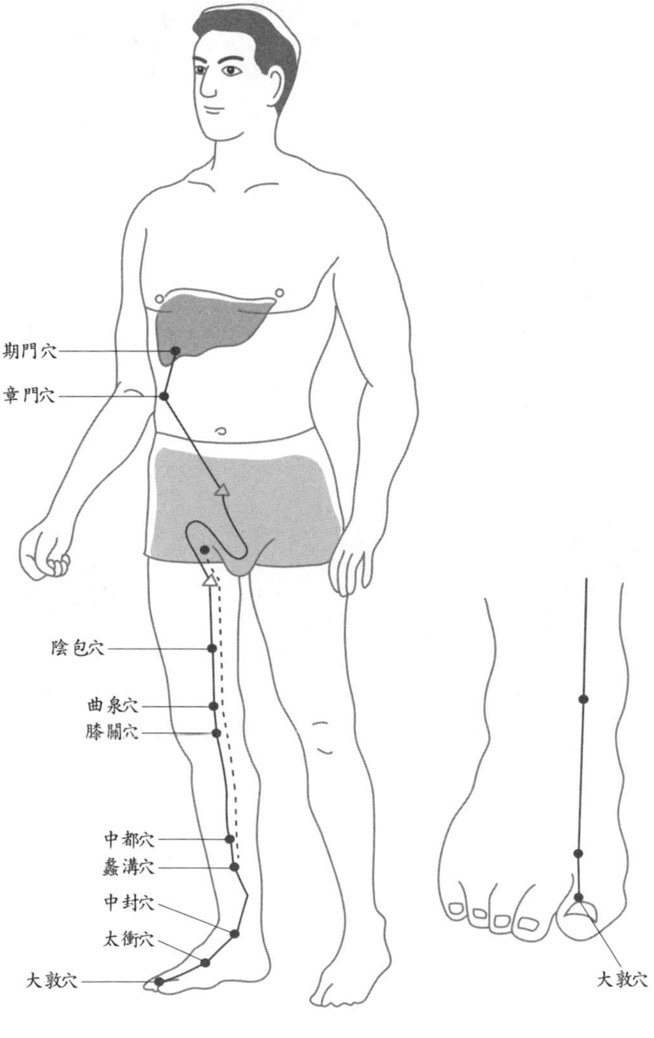

●陽痿直接對症到脾肝腎三經的功能，特別是肝經。
因此拍打時，要以肝經沿線為主。

● 造血足夠，卻無法適當儲存：這是肝（血庫）的藏血功能不良，當要大量使用血液時（如女性的生理期、男性的勃起），倉庫裡卻沒有夠多的存貨供應。長期吃西藥及不適當中藥的人，對於肝的功能損害很大，算是元凶之一。

● 造血正常，倉庫存量也正常，但運輸過程不順暢：這就好比大陸的「春運」，雖然鐵公路交通建設都沒有問題，但是業務運作卻出現效率低落的情況，亦即後勤功能不彰。

另外，中醫書也提到：肝主疏泄、肝藏血、肝主筋、肝主「宗筋」（「宗筋」是生殖器在古代的文雅稱呼）。為什麼肝主宗筋呢？除了前面提到的供血功能之外，更直接的原因要來看肝經的循行圖（見上頁圖）：男性的肝經路線會經過陰囊，上達龜頭再返回原線繼續上行。

為什麼我會注意到這件事呢？因為我在練功初期，每次練到肝經時就會有勃起現象，卻沒有產生任何性欲。我心中納悶，為何會有這樣的現象呢？多方思索查證後，才發現原因就如上所述。結論是：「陽痿」這個毛病直接對症到脾肝腎三經的功能，特別是肝經。因此拍打時，要以肝經沿線為主。

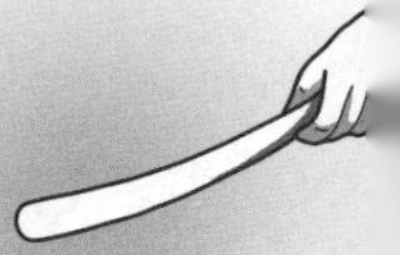

骨質增生

為什麼會骨質增生呢？這其實跟受力不當有關，當骨頭承受了不恰當的力量，就會努力增長骨頭來應付。那麼，這種異常的力量從何而來呢？原因不外乎是姿勢不當或是沉重的外力。要解決這個狀況的要點是：

1. **解除受力：**透過拉筋或不墊枕頭平躺在床上等做法，讓身體處於鬆弛狀態。
2. **拍打已經淤堵的部位：**除了腿部之外，建議拍打脊椎兩側，這個部位應該也有很多痧！不過，要看情況決定是否拍打或拍打程度！
3. **時時自我覺察姿勢，預防再發：**骨正筋柔、氣血自流，那麼骨質增生的症狀就會慢慢消除。
4. **自我省察心理層面：**看看到底是什麼原因產生這樣的病症，找到了疾病的源頭，才能真正解決病痛問題，否則症狀會去了又來，反覆發作。

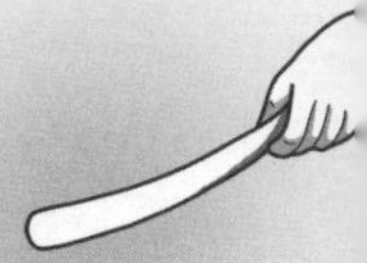

掉髮、禿頭

如果把頭皮比擬成地皮，那麼頭髮就是地上生長的植物，植物需要澆水灌溉，一如頭髮需要腎氣（腎屬水）的澆灌。如果地面缺水，植物就會凋萎落葉（容易掉髮），久而久之就會沙漠化（禿頭）。要改善這種情況，當然就要從根本做起：充分供應植物（頭髮）生長所需的水（腎氣）。只要是補腎氣的方法，對於改善頭髮乾枯及掉髮狀況都有很大幫助，貼牆功、扭腰功、閉眼金雞獨立或光腳踩溫暖的地面，都有助於提升腎氣。

另外，灌溉管道（頭皮微血管）也要暢通，這部分可以勤快地拍打頭部（一天三次，略施一點力道），或每天用按摩梳子梳頭（比如梳三百下）。至於白頭髮的部分，則可以考慮加點營養劑（例如吃黑芝麻）。

再來，就是關於如何拍打腎經沿線的問題了。最好的方法是互拍方式，被拍者面朝牆壁站立，腳一前一後，盡量放輕鬆。拍者和被拍者的相對位置如左圖所示。

根據經驗，被拍時會疼到無法說話。要用多大的力度呢？只要位置擺對了，拍者輕輕一揮手，被拍者就會感受到彷如霹靂雷霆般的力道。以上簡略記述，法無定法，在常經與權變之間，需自行思維。

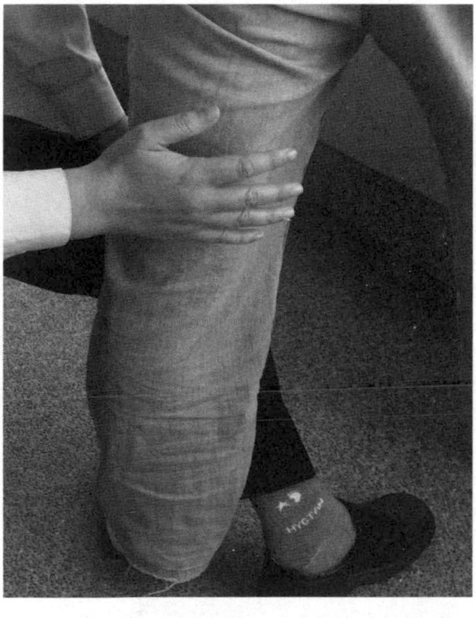

●請注意，拍者與被拍者的角度要略少於90度，這樣才能同時拍到膀胱經與腎經。

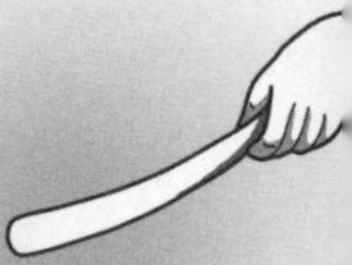

毛孔問題

「孔最穴」是肺經上的要穴，專管鼻孔、毛孔、肛門等各種身體的「孔」，尤其是毛孔。對於毛孔不開（不能排汗）、不閉（大汗淋漓）等出汗不正常的症狀，拍打孔最穴都有很好的調節作用。以下分別就毛孔不開、不閉各舉一例說明。

(一)有一次同事中暑，不舒服了一個早上，我幫他拍打孔最穴後，他開始發汗，過了一會兒，中暑的症狀就解除了。只不過症狀雖解，但病因還在，平時自己多加鍛鍊才能根治。

(二)有個人全身汗如雨下，他說自己一向都這樣大汗不止。我先幫他拍左手的孔最穴，左半邊身子逐漸變乾，沒出什麼汗；但

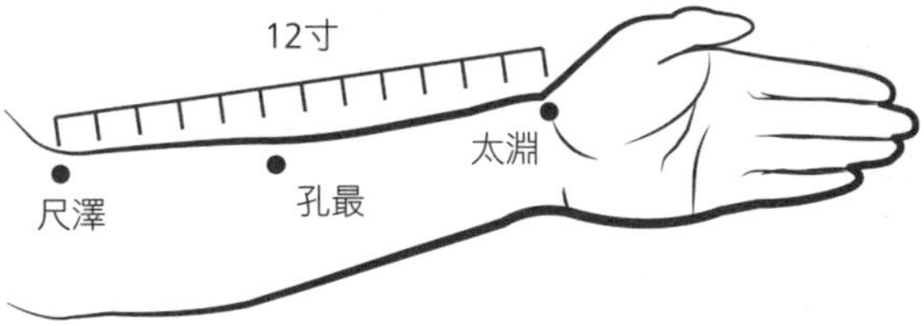

●孔最穴位置：將手腕橫紋處視為0，由腕至肘分成12等分，孔最穴就位於7/12之處。

右半邊身子仍然汗出如雨，相當有趣。接著，我再幫他拍右手的孔最穴，結果右邊身體也逐漸沒出什麼汗了。當然，如前述所言，症狀雖解、病因還在，還是要靠平時自拍鍛鍊，否則症狀反覆，無有了時。

世間萬物，停滯一處就會出毛病，血不流動名為「血瘀」，氣不流動稱為「氣滯」。氣不滯、血不瘀，身體自然就健康了。

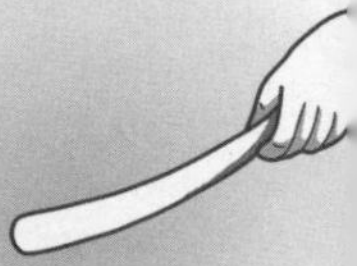

肥胖紋

肥胖紋是身體某些部位出現的不規則條狀紋路，很多人以為肥胖紋是因為肥胖而產生的，但事實上肥胖紋是一種類似攔河堰的積痧形態，通常可能出現在身體的：

1.肩膀附近；

2.膝蓋附近，通常靠近血海穴；

3.臀部附近；

4.腹部。

看到一條條紋路就應該想到，這些地方都已經積了很多痧，而且症狀都很明顯，只是很少人想到症狀會和那些肥胖紋有關，以為肥胖紋只是難看而已。血海穴附近的肥胖紋直接拍，通常會出現一條一條的索狀痧。

另外肚子其實也可以拍，訣竅是輕拍且拍久一點。用手拍力量會太集中，只用一支拍子來拍最適合。這個部位應該自己拍，才知道下手分寸，這樣腹部的痧也能夠逐漸排除，耐心地把這些淤堵拍掉，身體的健康情形會改善很多。總之，肥胖紋的拍打原則就是：哪裡有肥胖紋就拍哪裡。但要注意力道大小，比較脆弱的部位（比如器官多的腹部）要拍輕點，而肉多的臀部就可拍重一些。

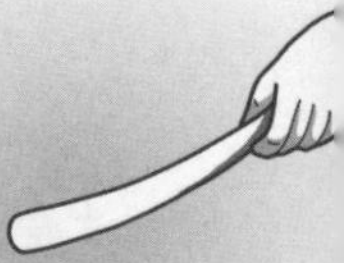

硬皮症

顧名思義，硬皮症就是皮膚變硬的一種疾病，這是慢性自體免疫性疾病，發病原因仍不清楚。主要特徵是結締組織過度增生，而沉積在皮膚、血管，造成皮膚緊繃、硬化及血管內壁細胞異常增生，因為此種變化最常出現在皮膚，造成皮膚硬化而稱硬皮症。

我在某次拍打聚會偶遇一位先生，他說自己的肩胛部位硬得就跟牛皮一樣，繃得很不舒服，還說這是ＸＸ病的併發症之一，叫做硬皮症。因為從來沒聽過硬皮症，所以我試著拍了一下他的肩胛，發現還真的很硬（似乎比牛皮、犀牛皮還硬）。想當然耳，再強的掌力碰到犀牛似的硬皮，也完全沒轍！

我揣摩了一下：若是直接拍打患部無效，或許可以把戰線拉遠一點。因為上背部是手三陽經循行的部位，所以我試著拍打他的手掌背面（同為手三陽經循行部位），豈知輕輕一拍他就聲聲哀號，頭上流下豆大的汗珠。於是，我繼續輕拍他的手背兩百下，拍完後他已經汗濕全身。停止拍打之後，他跟我說：「我這十幾年來，從來沒有像現在這麼輕鬆過。」由這個例子可以了解，當病徵最顯著的部位難以處理時，可以考慮先從別的地方著手，例如：

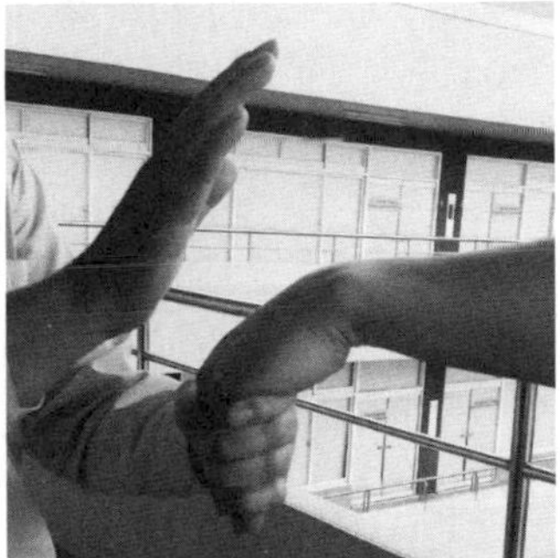
●無法直接處理上背部時，可以拍打手三陽經循行的其他部位代替，比如手掌背面。

1. 經絡的上、下游
2. 左右對稱部位
3. X形對稱部位（參考周爾晉的《人體X形平衡法》一書）
4. 上下相應部位（例如腰部問題可以處理膝關節、手肘關節，這是屬於全息法之相似結構的思路，即大尺度與小尺度之間的相似性，其餘類推。）

這是學手法有趣的地方，也是比較難以掌握之處，只能靠自己多聽、多看、多想、多實踐，久了自然會形成自己專有的解題思路。

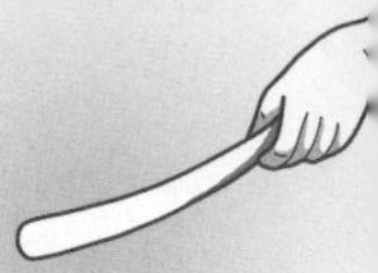

僵直性脊椎炎

僵直性脊椎炎的症狀就是脊椎關節僵硬、不能彎曲。這好比乾旱之地，土地龜裂而得不到滋養。乾旱原因可能源於天然或人為所致，比如說灌溉管道被破壞，或者淤積的污泥沒有適當清理。人難以與天爭，但是人為的疏失可以經過努力而改正。

要讓龜裂的土地回復生機，當然就是要引水到田。那麼如何引水呢？第一當然是拉筋，拉筋相當於拓寬管道，問題是管道拓寬了，水在哪裡？這裡的水就是氣血。

眾所周知，督脈為陽經之會，也就是手三陽、足三陽的氣血匯流注到督脈，而今脊椎僵直，表示督脈氣血不太流通。所以，重點在拍打手三陽（即大腸經、三焦經與小腸經）、足三陽（胃經、膽經及膀胱經），讓氣血順暢流注督脈，乾涸龜裂的大地遇到豐沛的雨水，想不回春都難。

拉筋時，適合拍哪些部位？

拉筋時基本上要專注冥想，但是有些部位在用拉筋凳拉筋時特別適合同時拍打，以下簡短敘述拉筋時適合拍打的部位：

- 兩髀：就是腹股溝處，拉筋時最容易拍打這個部位，如果位置正確，可以非常有效地疏通此處經絡，能明顯感覺到氣血旺盛地循環。但是自拍時，只用手拍根本搆不到，但用板子拍面積又過大，且力道會分散，因此最好使用拍痧掌或類似工具來拍。（見２１７頁）
- 腋窩極泉穴：這個位置也要用拍痧掌拍打，拍的時候要拿住尾端，利用橡膠的彈力輕鬆敲打，不要死命敲！（見２１７頁）還可以反握拍痧掌，以底端的白色小板拍打，適合小面積的身體平坦部位，比如臉部。

其他姿勢要拍打這兩個位置並非不可以，只是效果差了很多，例如用手刀砍兩髀或握拳敲，效果都比不上這裡所說的方式。

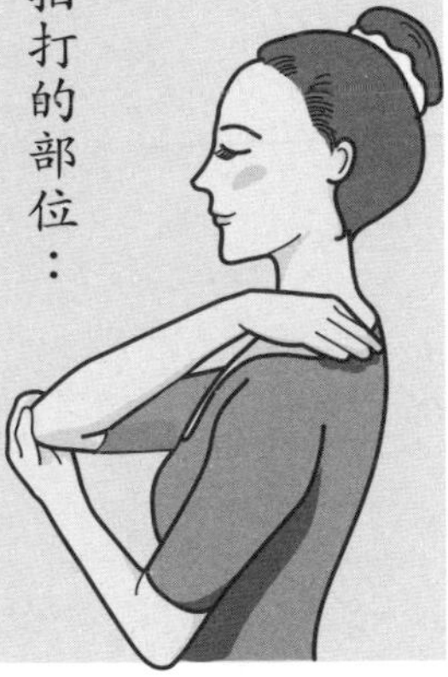

背部要如何拍打？

幫人拍打時一定要找到適當的相對姿勢，否則事倍功半。例如，站著拍背部效果差了點，但是拍打雙腿後方，用站姿拍則出痧快，趴著拍反而出痧慢；拍打臀經時，可以採側臥姿或是站成弓箭步進行。

拍打背部，用俯臥姿勢最適合，有按摩床我會優先採用，沒有按摩床就採用站姿、彎腰或蹲姿，視拍打部位而定。這些是考慮拍打的安全性、方便性及效果而做的調整。背部拍打，可以概略區分成以下幾個部位：

1. 肩胛：拍打時，被拍者俯臥、微前傾。
2. 脊柱上半部：拍打時，被拍者俯臥、微前傾。
3. 脊柱下半部：拍打時，被拍者俯臥或蹲姿。
4. 八髎：拍打時，被拍者俯臥或彎腰。
5. 環跳：拍打時，被拍者俯臥或站姿。

6.臀部側面兩側：拍打時，被拍者採站姿。

背部每個部位的拍打方式略有差異，可以用手或拍痧板拍打。如果是使用拍打工具，被拍者要穿褲子防護比較好。

首先，先拍肩胛部位，拍痧板在接觸身體的瞬間要貼著肩胛骨，接觸方式不對會拍傷骨頭。如果有兩組拍子，可以左右開弓，但大多數人都只能拍一邊，所以就分兩次進行拍打，分別站在兩側適當位置。

接著拍脊椎上半部，大概也要分兩次拍，從大椎穴開始拍起。如果被拍者採站姿，雙手可交叉於胸前，頭略微往前。拍脊椎上半部時，脊椎兩側也要順便拍打。如果脊椎很突出而有拍傷之虞，可以兩邊分別拍，或是利用大白、大黃等工具的手指端拍脊椎，一切以安全為第一優先考量，然後才能追求效果。切勿拍脊椎下半部的腎臟區，用力不當可能會受傷，其餘注意事項同上。

然後是拍八髎穴，此穴直接拍打就可以，只是位置在背部，自己拍不方便，這種情況就應該要互拍。同樣要注意接觸身體時，應該完全貼平拍打區，有些人這一區的骨頭會凸起，這時就要分兩邊拍，比如站在左邊拍二百下（視實際情況而定），再換右邊拍二百下，前提是左右手的力道要相近，不能差太多。拍打正確的話，聲音很結實，力道會透進去；拍打不正確則聲音鬆散，力道只在表皮。這個部位請人拍比較好，但是力道要透入並不容易做到，得多多練習（力道透入才能真正清理身體裡面的積痧）。

有次參加聚會，某位已參加過二天一夜體驗營的女士問我八膠穴要怎麼拍，我各用一支大白、大黃合體以及手掌幫她拍，順便也讓其他人練習，每人練拍一百下，光聽聲音就能明顯地分辨拍打效果。拍出痧來之後，她直喊：「好舒服、好舒服、好舒服⋯⋯」大概重複說了五分鐘之久。

然後再拍兩側的環跳、屁股中間肌肉豐厚之處，這裡肉多，而現代人的生活習慣大都是坐著，容易淤積廢物，所以要多拍幾回。另外還有臀部兩側，雖然不在背部也不可忽略。整個後背（包含大腿小腿）拍完後，要輕拍頭部，最好用手輕拍，每次拍打結束前，建議都能輕輕拍拍頭，避免氣聚頭部造成失眠。

背部的拍打姿勢

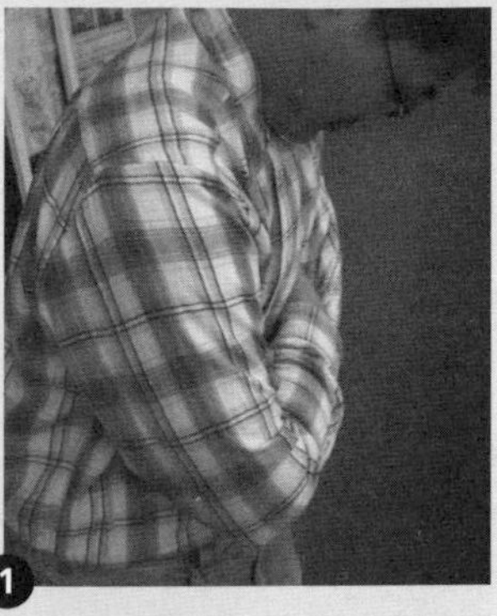

1 拍打預備姿勢，被拍著雙手交叉於胸前。

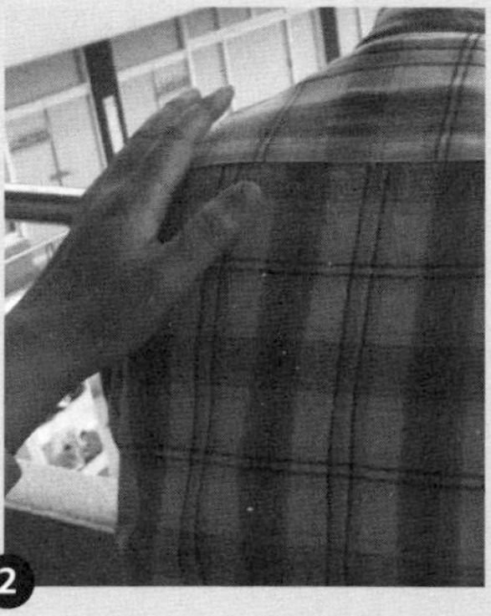

2 拍肩胛。

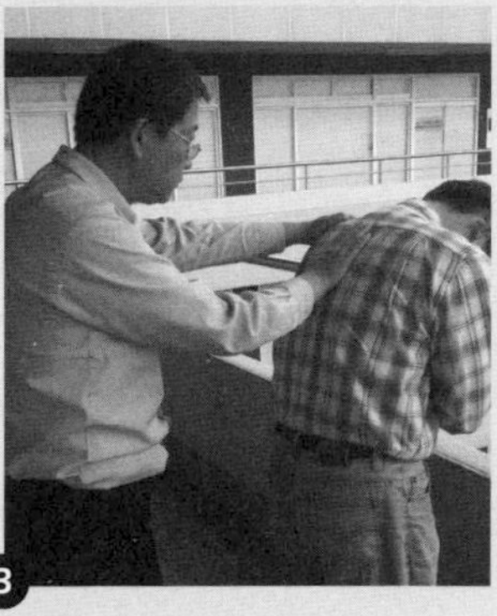

3 拍脊柱上半部。

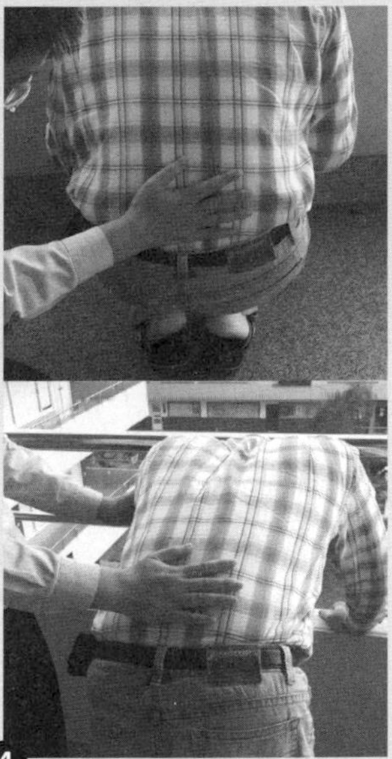

4 採站姿或蹲姿拍脊柱下半部。

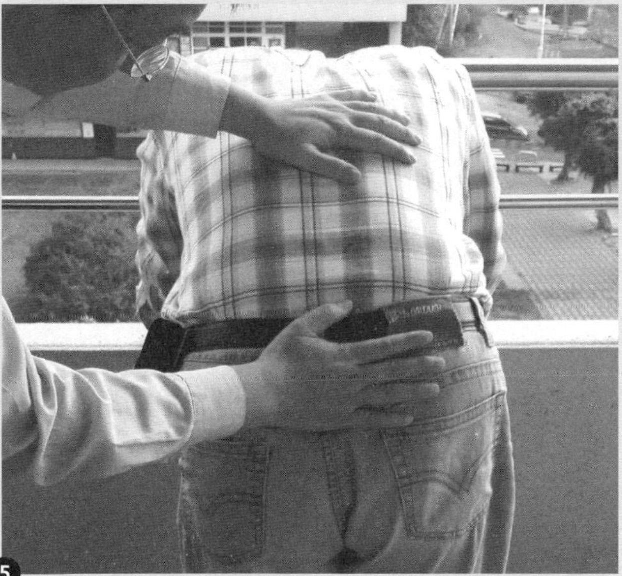

5 拍八髎穴。

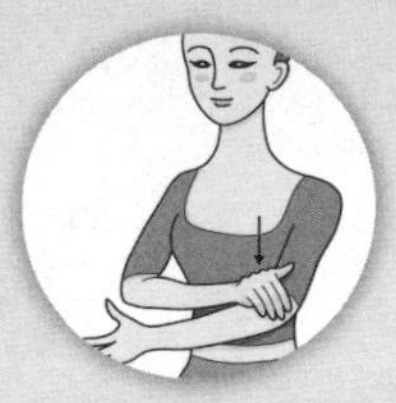
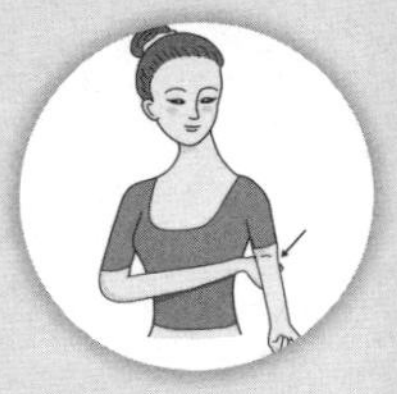

Part4

拍打案例分享

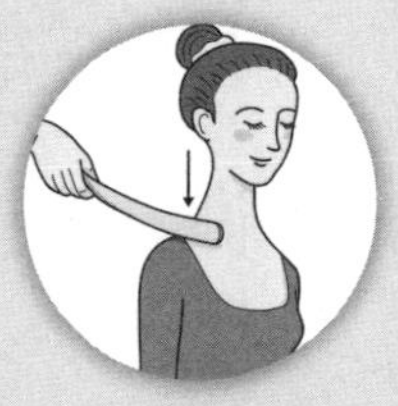
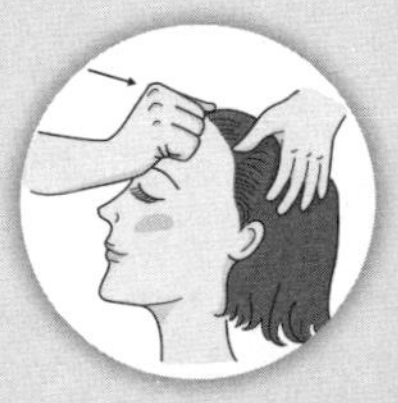
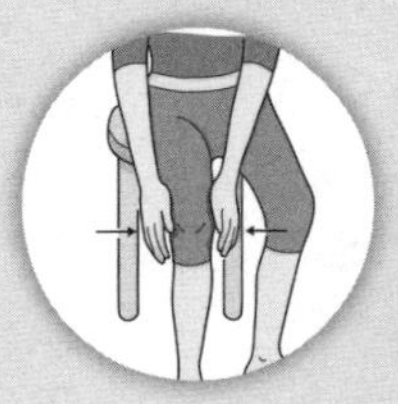
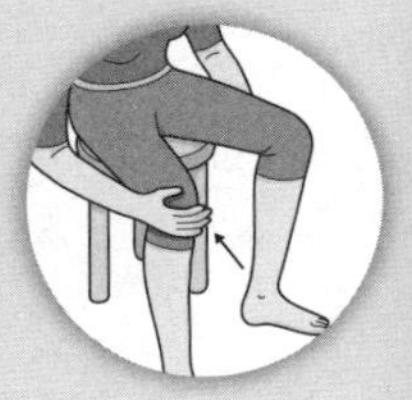
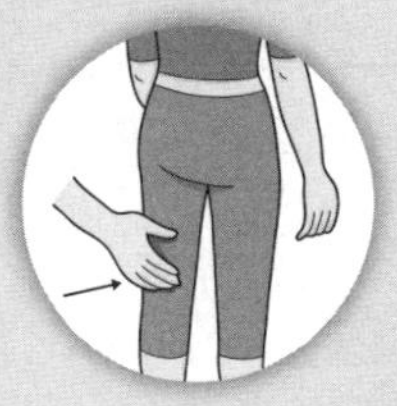
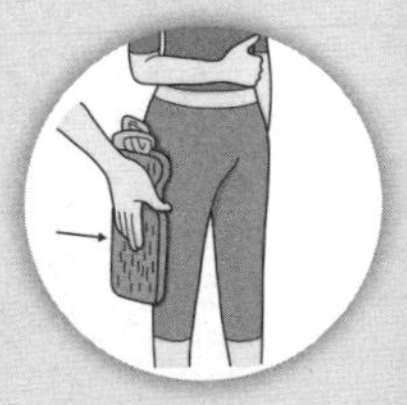
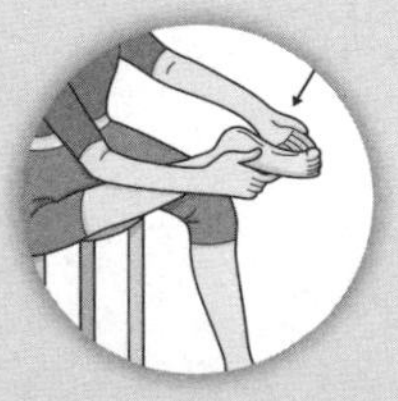
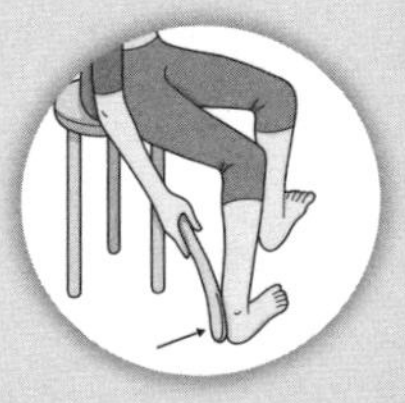

醫生都不敢置信的好轉奇蹟

認識董女士的人都知道，她過去身體狀況有多糟，一路拉筋拍打下來，現在雖然不是完全沒有病痛，但是相比於過去，實在不可同日而語。也由於她對這套方法的信心，還幫助她的妹妹度過了也許是人生中最難過的日子。

某個星期六下午，她憂心忡忡地對我說，她的妹妹因為胰臟腫瘤開刀，躺在醫院病房裡，流出來的引流水都是腐敗的臭味，問我這種情形可不可以拍打。我告訴她我不是醫生，只是分享保健的方法，病情這麼嚴重的情況應該是專業醫生才能處理。然而，由於她一再強烈要求，我在仔細思索後對她說：

1. 輕拍為補、重拍為瀉，已經開刀的病人身體虛弱，要輕拍且長時間拍。

內關穴取穴與拍打

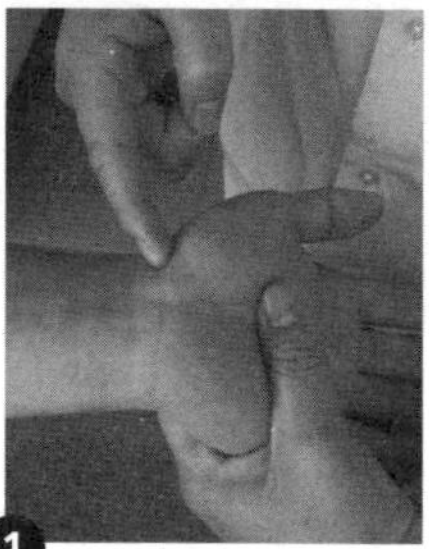

1 先找掌橫紋。

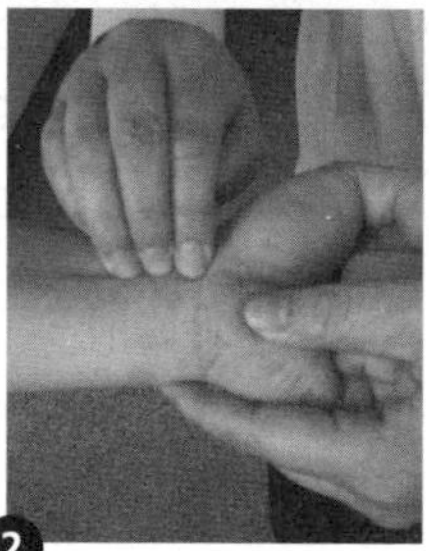

2 食指、中指、無名指這三根手指併攏，一側對準掌橫紋。

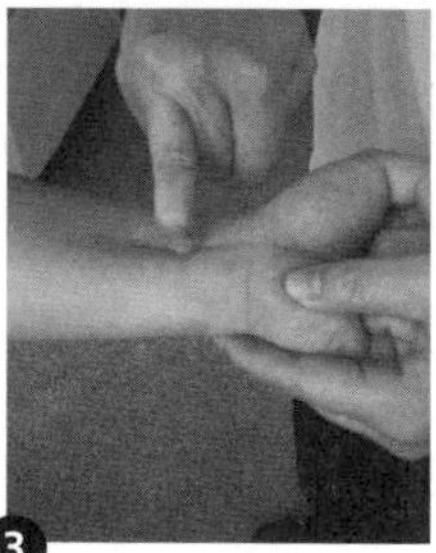

3 兩筋中間，無名指下方大約就是內關穴位置。

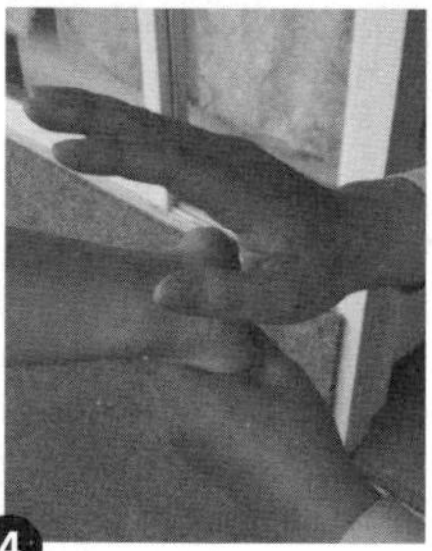

4 拍打內關穴的姿勢。

2.心肺功能為身體的動力來源，所以要優先拍打手肘、內關穴。

3.因為是胰臟腫瘤，所以要拍打雙腿內側的足三陰經。

4.等身體好到一定程度後，最好徹底拍打一遍。

後來我見了董女士的妹妹，並親自幫她拍打（左手內側及左腳足三里，手到之處就出現一片手掌大小、高約〇．五公分的痧）。下文節錄自董女士的親筆來信內容，記述她妹妹這一段辛苦又奇妙的抗病過程。

之前的我，風是我的敵人，吹到風，頭就痛，夏天熱到三十多度，我連風扇都不敢吹，又加上有氣喘（尤其到黃昏更嚴重）、痛風、蕁麻疹、怕冷。甚至只要在外縣市過夜，回到家一定不舒服一星期。所以去醫院看診是家常便飯，三不五時身體就鬧彆扭，影響到我的情緒。

沒想到我這一生也會遇到能救我身體的大貴人，在好朋友的牽引下，接受過凡夫幾次拍打，加上自己也勤練拍打、拉筋，現在的我大江南北跑都不成問題，以前種種問題幾乎痊癒，我變成樂觀正面的人。

我妹得了罕見的胰臟良性腫瘤，女性得病率是二十五萬分之一。未開刀前醫生信誓旦旦地說：「最多兩週就可出院，回家一週就可上班。」沒想到接受開刀後，到第三天胰臟血管破裂，體內大出血，發出病危通知，半夜又緊急開刀，三天動了二次大刀。好不容易從鬼門關救回來，往後情況卻更糟，肚子右邊開個洞掛袋子（引流水之用），左邊插管灌食，脖子上也接管灌食。引流水一天比一天多，醫生告訴我們家人：「三個月內引流水續流的話，要再動一次大刀，切除胰臟頭，可能造成終身糖尿病。不開刀的話，可能最少需要九個月至一年才會痊癒。」我妹妹聽到這個消息，想到一整年都無法進食，大受打擊。

到了團拍那天，我把我妹妹的情形告訴凡夫，他建議我勤拍我妹妹的脾經、肝經、腎經（輕拍）和內關穴。隔天我上台中直接到醫院，才半個月沒見，我妹整個人都變了，彷彿是一個病入膏肓的人（她才四十八歲）。她見了我像孩子似的一直哭，我安慰她：「我帶希望來了，把眼淚擦乾吧！我會陪妳到出院為止。」那時對她來說，出院簡直是遙不可及的事，她當然不信，一直埋怨自己的不幸。我安慰她說：「既然老天爺送給妳這門功課，看妳怎麼去修，從現在開始妳沒有悲觀的權利。」

第一天拍打（早、中、晚拍），妹妹沒感覺。第二天，我先跟她信心喊話：「妳心裡一定要非常和悅，抱著正面信念，拍打才會有效。」第三天拍打後奇蹟出現了，引流水變少了（從八百降至四百多），我們兩人都非常高興。

到了第四天拍，妹妹一直吐，我高興地說：「這是氣衝病灶，好現象！」第五天引流水沒有味道了（先前臭如動物屍臭味），糞便也由水狀變成條狀。第六天，醫生來巡房說：「姊姊來就是不一樣，妳的氣色變好，心情也開朗了！」又說：「引流水少了，沒味道了，可以過濾再灌回去。」這幾天拍打，她幾乎都會乾嘔，她不敢再拍，我就強迫她持續拍。到了第十天她恢復信心，我開始引用水結晶的故事，對胰臟說好話：「胰臟、胰臟，對不起，請原諒，謝謝你，我愛你，請恢復你的健康。」

我妹妹住院時的體重本來四十公斤，我在醫院陪她兩週後，她胖了二公斤，氣色非常紅潤。她在醫院住了二個多月沒有進食任何食物和水，全都用灌食。出院後，引流水又恢復到之前的八百多，我就替她勤拍打，加上早中晚站樁（她的體力只能站五分鐘）。

回家後第九天引流水就沒了，我說先連續觀察三天再說，後來三天都真的沒流了。我們打電話問醫生，醫生不敢相信，叫我們趕快回去看門診（本來回診是一個月後）。醫生照了超音波，結果胰臟內部是乾燥的，當天就把管子和引流帶全拆掉了，說我妹可以進食了。醫生說：「這是長期抗戰病，能好成這樣，真不可思議。」他顯然又意外又高興。

被拍近一小時，心中充滿了幸福感

這是網友Lilianna的經驗分享，她把被拍的感覺與身體反應描寫得很生動，彷如昨日重現，帶我重回那天的拍打現場。她本人平日也自己勤拍勤拉筋，親力親為，對自身的健康十分重視。

聊聊最近被拍的經歷，部分群友可能需要條小手帕，不是擦感動的淚水而是擦羨慕的口水。原因是在三星期內就被凡夫先生拍了兩次，機會難得，不好意思。

在內湖拉拍聚會當天，凡夫先生邊講解邊找人示範，從十二條經絡、通用部位和八虛等等，都換不同人被他拍，只要凡夫先生一問：「有哪位要來試試呢？」就看到大家秒殺一般的舉手，氣氛熱烈，被拍的人從十下到五十下不等，當然所拍之處無處不飛痧。印象深刻的是一位剛從德國下飛機直接過來的女士，她要凡夫先生不用客氣地幫她拍頭，那聲響比拍大西瓜還大聲。據她後文分享，回國之後幾天都沒什麼時差問題呢。

那天群裡去的還有jade和族長，自由活動時，凡夫先生忙著幫排隊的拍友們解答問題和幫拍，jade則跟我互相用大黃拍委中穴（在膝蓋後方）。我出的是紫黑痧的烏龜殼（痛到要深呼吸），退痧暈開時往上和下各自到達大小腿的一半。當天我請凡夫先生幫我拍右肩五十下，被拍時有輕微痛感但也出紫黑痧，凡夫先生的手掌像高溫燒燙的鐵砂掌，拍完感覺右肩到右胸氣血溫暖的流動著，而身體左右邊的溫度也不同，直到一星期後右肩的溫暖感還在，左肩則無感。

隔了約三星期，凡夫先生要去族長家忙事，我家離族長家約五、六公里處，傍晚時便過去讓凡夫先生拍囉。當天他先用手拍我的整隻右手，但沒出什麼痧（完全無痛感，通則不痛非常明顯），只有手背處有一大包；換左腳，膝蓋也出幾個小包，接下來的委中穴和大腿一整圈就精彩了，從正面的胃經到外側的膽經、內側的肝脾腎經，再至後面的膀胱經，全是烏龜殼般摸不到底的深層腫痧（大腿用兩支大白拍，若小象看到我的大象腿時，會抱著叫媽媽的）。

接下來左右肩膀也拍出痧，拍大椎穴時莫名鼻酸流淚，心裡沒要流淚卻無法控制。凡夫先生當時問我有沒喜歡唱什麼歌？眼淚鼻水齊飛我沒空唱耶，拉拍到現在一年了從沒在拍打時流淚。輕拍頭時，凡夫先生嘴裡念念有詞，像在數數，拍完心中一片空白地說「謝謝老師」，回過神時想起凡夫先生不習慣被稱老師，又改口說「謝謝先生」。那天被拍約近一小時吧，心中無限幸福感，凡夫先生用一小時，也許我用一個月都沒辦法有這樣的成果呢！

到家之後胃口不好，隔兩小時洗澡時有些想嘔吐，乾嘔幾聲也沒吐出來，知道是氣衝病灶，不在意的。晚上自我檢查戰果，右手痧痕極少，但做Y式拉筋時右肩腫到沒辦法向後伸直，大象腿則依然是小象的最愛，比右腿粗了一大圈。隔天退痧時，黑紫紅色五彩繽紛，但正前方胃經處有一片像濕疹的白痧，奇癢無比，自己拍至不癢，紫黑色的地方也輕拍慢慢轉紅色。痛個兩天後，只一星期就幾乎退乾淨了，當然皮膚比之前更好了。我說這些是希望拍打新手別害怕，單純的拉拍路上，身體發生的變化都只是過程！

那天當VIP般的享受，只是辛苦凡夫先生海扁我一頓，希望見我一次扁一次，也謝謝族長夫妻蛋糕水果招待。幸福呀幸福～

氣衝病灶的經驗分享

這是在高雄拉筋拍打聚會結束後發生的事，本來是我單獨處理，後來看看氣衝病灶比較嚴重，又顧慮到晚上還有別的班要上課，於是請聖伯和星宏也來幫忙。事後，方圓寫了一篇詳細的分享文章（見下文）。此次聚會地點是在一位慈濟師姑家，她將一樓提供出來舉辦各種公益性活動，比如讀經班、瑜伽班、書法班等等，當然還有拉筋拍打班，只是拍打聲音比較大，可能對鄰居造成了一點困擾呢。

照片右邊是聖伯、左邊是星宏，中央為氣衝病灶的主角，這是在拍打手陽明大腸經，可將其中含藏的大量寒氣釋放出來。當事人的感受是：臟腑是熱的，手腳

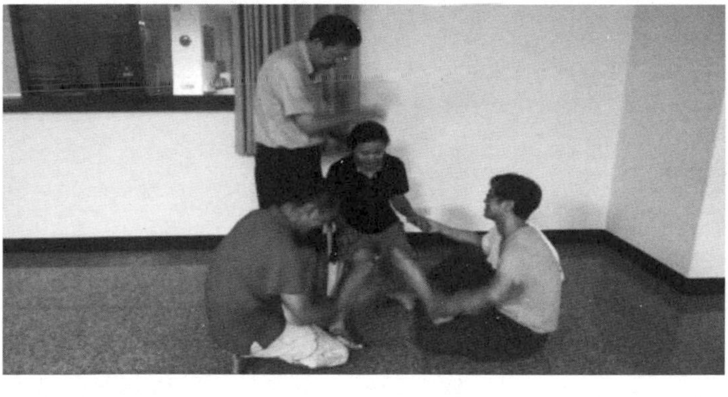

末端是冰冷的。我必須強調的是，方圓認同拍打這個方法，而且自訴「拍不出來」，但身體健康狀態仍然有很大的改善空間，所以我才認真地幫忙拍打，出痧過程真的很痛啊。

我的心臟有輕微二尖瓣脫垂的毛病，那是大約十年前因為工作壓力大，早上起床覺得胸口痛，去醫院檢查時醫生告訴我的。醫生說可能是壓力引起，我一直很少吃藥，後來換了工作就好了。直到這兩年來，舌頭變胖之後，心臟功能就變差了，連上樓走路都會喘。

這兩年我的舌頭一直是胖的、有白舌苔，舌邊有齒痕。胖胖的舌頭常讓我講話大舌頭，晚上不容易入睡也多夢，口乾舌燥，多汗，喝再多水也解不了渴。天熱時，我常打生苦瓜汁和生青草汁喝，症狀並沒有改善，體質變得更虛寒，連煮熟的青菜和生鮮水果，都不太能吃。因為吃了舌頭會更胖，偶爾還會心悸，讓我喘得說不上話。吃了兩個月的中藥，沒改善就放棄了。剛好逛到了這個社團，心想試試看好了，就這樣踏上了拉拍之路。

開始時，我自己在家拍過一次，覺得不錯。我就想說要帶媽媽去高雄試試看，媽媽因為騎車摔倒了，手受傷，看了西醫效果不好。第一次去到高雄的拉拍現場，凡夫老師跟劉老師幫媽媽拍完原本舉不高的手後，媽媽的手就抬起來了。媽媽好高興，我也覺得好像真的不錯，有效果。

過了幾天後，第一次讓凡夫老師幫我拍大腿內側的脾經，拍完一整片的紫黑色，拍打過程一直打嗝。拍打時真的很痛，但拍打完後身心舒暢。過了近二十天，在台南的同義宮拍打場，凡夫老師又幫我拍了肩頸和頭部，過程中也是一直狂打嗝，拍完了，身心愉快。隔天，我和媽媽又去高雄。這次是劉老師幫我拍了膝蓋後面和腳掌，劉老師力道很大，拍個十下就會跳起來哇哇叫。劉老師教的赤腳走路很好用，走個十分鐘會全身發熱、筋會開，這時候再來拍打會比較不痛。

接下來那一場的拍打，氣衝病灶就意外降臨了。那天，凡夫老師問我哪裡不舒服。我說了身體的症狀後，老師說是脾濕，脾經塞住了，幫我拍了大腿內側；我又說有時會心悸，老師又幫拍左手腕和左手外側。過程中我一直狂打嗝，漸漸覺得身子發冷，人有點發抖。原本我不知道是氣衝，凡夫老師看我臉色不對，要我移到裡面較暖和的地方，繼續幫我拍。此時我的手和手指甲發白、沒有血色，四肢越來越冷，後來手指甲由白轉暗紫色，四肢持續發冷，冷到牙齒上下打顫，手腳止不住發抖，身軀卻一直流汗。

凡夫老師招手叫黃老師過來幫忙拍，這時我的四肢還是冷得直發抖，但手指甲由暗紫色變回白色。原本黃老師建議讓我喝口薑棗茶，但劉老師說暫時不要，過了一會兒，劉老師也過來幫拍腳背。

氣衝當時的感覺是：身體從氣衝開始到結束，一直是溫暖的。氣衝過程中，人並不會覺得難受，老師們一直很留意我的身體狀況，所以我並不擔心。等我的手比較不冷後，黃老師讓我喝口薑棗茶含著。但我把它吞下去後，感覺又冷起來了，黃老師跟著幫我拍背，過一下身子開始暖和。黃老師接著又按了頭後面的原始點，按頭左邊，左手就又發冷，按頭右邊換右手冷。

最後，黃老師幫我做大愛手，我能感受的氣是溫暖的、柔和的，慢慢地從頭頂往下一路到腳，把我身上的寒氣推出去了。原本手持續抖了好久，慢慢也開始止住回溫，只剩下腳冷。這時有股氣由大腿、小腿往腳趾頭流出去，腳就不冷了，過程真的很奇妙。

黃老師跟凡夫老師在我氣衝時，給我的能量是安定的，讓我很放心，感恩三位老師，真的是人世間的活菩薩。氣衝結束後，走出高雄會場門口，就覺得腳步輕飄飄的，全身好放鬆，想往上飛起來，沒想到身輕如燕也可以用在我身上（不是指身材，大家別笑）。

再來說說我的身體有哪些改善：(1)氣衝完的隔天早上，臉色較亮白，手指甲很光滑，指甲是有元氣的粉紅色。(2)我生理期原是七天結束，這兩年來延長為十天，拉拍之後生理期由十天至九天、八天縮短了天數，期待這個月能回到七天。(3)經期時我會全身水腫，腹部比我弟媳懷孕五個月的肚子還大，改善到現在差不多像三個月了。(4)拍打出痧的地方，痧退了，皮膚會變得較緊實，以前穿不下的褲子，現在可以穿了。(5)有次心臟不舒服，喘到我連話都快說不出來，就想起了黃老師說在高鐵上用拍打法，救了一位心肌梗塞的老先生，我就拍左手的心包經，拍了大約二十至三十分鐘，不舒服的症狀就解除了。由自己的身體得到印證，讓我對拉拍更有信心，知道又往健康的路上邁進了一大步。

全文請見https://www.facebook.com/groups/348956885197936/

補充：方圓的媽媽左手舉不太起來，我之前幫她拍過一次肩膀，因為當時剛接觸拍打拉筋，所以只輕輕拍了一百下。第二次幫她拍，她說：「雖然上回有改善，但手還不能完全舉起來，怎麼辦？」怎麼辦，就放手拍囉，一個位置二百下，拍完後，她的左手就可以完全舉起來了。當然，平常還得做些溫和的關節操，避免再次「卡關」。每次碰到「拍不出痧」的朋友，我都想試試，看看真的假的，通常結果都是輕拍了幾下、十幾下就狂出痧，追根究柢，還是太惜皮了。

台南拉筋拍打二天一夜體驗營經驗分享

我參加這個活動時，遇到了一個癲癇症氣衝病灶的案例。體驗營某天有個行程是多拍一：一人趴在按摩床上，由其他人站在兩邊拍打。剛開始第一梯次大家都拍得很快樂，不過這種活動有些困難的地方，比如說那麼多人拍，動作想要一致就有一定的難度，有些人沒有節奏感，就不適合團拍。我沒加入這個活動，因為昨天拍得太過頭了，今天只打算開口、不打算動手。不知是第二輪或第三輪時，換了A君上去接受「洗禮」，一開始大家高高興興地拍著，有說有笑也有哀號。但忽然間，一群人面露恐懼表情，動作停了下來，不知該如何是好。

我隱約聽到有人說氣衝病灶，前後大概思索了兩秒鐘後就衝了過去，握住A君的左手開始拍內關穴，右手則是聖博在拍，後來又加了兩個年輕人拍腳背。以下是當天的過程還原。

A君口裡有些白沫，似乎在流淚，又似乎在忍耐，雙手蒼白、又冷又僵硬，腳也是如此。當時我專心拍內關穴，無暇顧及腳，情況有些驚險，據說他有癲癇症病史，因為剛才的輕微拍打引發了癲癇。事後回想，應該是氣血循環衝擊了病灶處，身體認為釋放淤痧的時機到了所引發，但是狀況的確有點驚人。

為了統一拍打速度，我請台南聚會點的負責人喊一二三四，她本身對氣極為敏感，什麼人哪裡有病痛她都知道，讓她從頭喊到尾，實在難為她。拍了大約幾分鐘後，我因為還要主持下一階段的活動，其實不應該再拍了，加上昨天也吸了不少病氣（當時自己身體的排廢管道還不夠健全），但又不忍心放著不管，所以還是勉力而為。

拍到十來分鐘後，A君開始釋放寒氣，一波又一波，我因為對氣敏感，覺得腳底板都快結冰了。終於喊口號的那位女士比手勢說，A君頭部凝聚的氣已經散去，沒有大問題了。謝天謝地，終於安心了！但是他的手掌還是冰的，因此仍然持續不停地拍。大約拍到二十分鐘時，高雄的曾師兄也進來幫忙拍打，他記得更多的穴位及其功效，只記得他說要拍：陽陵泉（避免抽筋）及復溜穴（讓凝滯的氣重新流動）。

另外，一開始驚慌失措的學員們又逐漸聚攏了過來，一方面觀摩一方面也為A君集氣加油，場面還滿感人的！我一直拍到A君的掌心、手背都發熱才換手，換手後趕緊去曬曬太陽，吸收陽光的熱氣。沒多久，A君就逐漸甦醒，其他人則幫忙拿紅外線燈照射他的肚臍。過了幾分鐘後他坐起來喝水，再過幾分鐘，他已經能夠自己在太陽底下走路了。以發作情形來看，他其實不算嚴重，比較是屬於釋放性的發作，但是寒氣釋放出來的時候，真是一波強過一波啊！

回家途中我覺得腎臟部位不舒服，晚上特地練功兩遍，淤滯的氣才重新開始流動，練完功，舒服多了。所以，整個過程一波三折，算是一次非常有意義的教學觀摩，大家都學會了不要輕忽，學會了關心，相信也在學員的心中留下了深刻而難以磨滅的印象。

癲癇症其實是寒氣積聚頭部某處，引發不正常放電產生的現象，如果能夠將寒氣排除，就可逐次減輕症狀乃至完全消弭於無形。當然，患者也要配合調心，而且方法因人而異。

我的拍打經歷和感受

這是網友「若蘭如風」尋找健康的歷程，也許你就是下一位自癒見證人！

可能是自己歷來多病的緣故，所以對於與自己疾病治療有關的方法，我都格外關注。我曾是那種小病不斷、大病沒有的人，但就是這些小小毛病，讓我心煩意亂，脾氣暴躁。多年來，鼻炎、肩肘炎、失眠、膝蓋冷、眼睛乾澀等毛病一直困擾著我，都是一些不要命卻讓你整日不得安寧的毛病。因為這些病，我的脾氣很差，常常無緣無故發脾氣，單位的人都知道我脾氣差，儘管自己盡量克服，但仍免不了得罪人。為了治好我的這些病，我可是想盡了辦法。

接觸拍打是一次偶然的機會。我的鼻炎症狀看起來不嚴重，不流鼻涕、不鼻塞，但卻常常感到頭暈、思路不清晰，大腦一片混沌，只要一犯病，什麼事也不想做，而且記憶力越來越差，我是在辦公室工作，丟三落四是大忌。我找過很多醫生，吃過很多藥，但都只是管當時，只要一感冒就犯病。一次在網路上看到關於拍打治療鼻炎的方法，我抱著試試看的心情，晚上坐在床上拍了近一個小時，沒想到一拍即靈，當時感覺就很好，之後又一直堅持，居然頭暈的毛病沒再犯過。

有了治癒鼻炎的經驗，我又把自己其他病的病名在網路上搜尋了一下，無意間進入了蕭宏慈老師的博客，我如獲至寶，也就是從那裡學到了更多關於拍打治病的方法。經由群友介紹，又加入了凡人凡心浮生記群、揉臍拍打拉筋群。自從加入這些群之後，只要有空我就查看聊天紀錄，了解一些拍打知識，覺得這些群太好了，不僅學到了很多養生保健的知識，而且還能淨化心靈，學到很多平時學不到的，尤其是在身心保健這一塊。

我的肩肘炎折磨了我近十年時間，只要背心冷、肩部不舒服，就引起頭痛。說頭痛，其實是太陽穴至肩部、手臂至肩胛骨那幾根筋抽痛，只要一痛起來，連覺也別想睡。我試過撞牆功，有一定的效果，但仍不能徹底治好（從我現在了解到的知識和理解，可能是縮筋而引起的，但當時不明白）。最後在群裡看到可以拍打，可能是痛怕了，我第一次就拍了一個小時，開始用拍痧拍子拍，感覺沒力，最後就叫老公用擀麵棒拍打，我叫老公別怕，只管拍，拍打了半小時，疼痛減輕了不少。最後我又配合拉筋，雖然沒有徹底解決，但已經好得差不多了，我相信只要繼續堅持下去，就會徹底根治好。

由於病症多，被折磨得太久，所以有了一次成功的經驗，我就不再放過其他病的拍打治療。後來在群裡又看到拍打治療失眠的方法，拍打手臂後有一定的效果，仍不徹底，我又請教曹老大老師，把兩隻手臂拍了個透，睡眠一下子就糾正過來了。我按照老師們的指導，拍打了膝蓋、膽經、足三里、三陰交穴等部位，可以說上身前後部位幾乎全拍完了。

有次一個同事膽結石痛，痛得在床上打滾，臉都發白了。我當時就在手機上問凡夫老師止痛的方法，按照老師教的方法，我使勁拍同事的膽經，不知是藥物作用還是我拍打的效果，我拍了一會兒，同事居然說不痛了。當時凡夫老師說了幾種，我只記住了拍打膽經。本打算按照凡夫老師的要求，把這些方法整理一下發到文壇裡，由於當時急，是在手機上問的，可能我的手機版本太低，也可能是時間太久，聊天紀錄找不到了。還有一次一位同事拉肚子，拉了三天，沒一點精神，我在群裡問了阿強老師治療的方法，他叫我拍打足三里，我當時忙，就把足三里的穴位位置告訴她，叫她自己拍，沒想到拍了之後就好了。

我曾回家給公公、婆婆拍過膽經，公公大腿外側冷的毛病得到緩解，但也是因為怕痛，他不再讓我拍了。老公有腎結石，打算利用春節假期給他治治。但還沒有具體實施，就還不知效果，真希望能夠把老公的結石拍掉，再不打的話，影響會越來越大。

再具體說些拍打過程的經驗總結。首先，拍打的部位一次不要過多，否則會引起疲勞，我表哥有失眠的毛病，我給他拍了兩手臂，他足足有兩天時間感覺疲倦，但效果還是不錯的。拍的過程中會有一些病灶反映，一定要正確對待，只要堅持拍打下去，就一定會取得實效的。通過拍打，改變了我的睡眠，現在我精神也好，天天心情愉快，脾氣也好了，以前看不慣的事，現在居然也看得慣了。真是覺得神奇。感謝凡夫等老師們，感謝所有的群友。

暈車症治癒記

頭暈，每個人都有這種經驗，也不算是什麼致命的毛病，但是像柳柳這麼嚴重的暈眩比較少見。其實，追根究柢就是供血不足所致，改善供血則頭暈的症狀自然就會減輕或消失。只是，簡單的手法常常令人難以置信，所以再說一次，這是方法而非魔法！

大家好！我叫柳柳，今年五十三歲。記得從我懂事開始就知道暈車的滋味，而且隨著年齡增長而越來越嚴重，每次坐車出遠門都要吃一粒暈車藥，不吃的話就會一直想吐、頭疼頭昏冒冷汗，時間太長了就會嘔吐；吃了之後下車又會頭昏腦脹、頭重腳輕、糊里糊塗，遊玩起來很不開心。

直到二〇一四年八月十三日來到了凡夫群，得到了群主的指導和大家的幫助，開始了拍打拉筋的健身方法。兩個多月後，我開始了一段旅程，從柳州出發經南寧、青島、煙台、威海、大連；乘坐了大巴、動車、海輪、飛機等等交通工具。在這八天的旅行當中、遵循凡夫群主的「坐車前拍打內關事半功倍，下車後拍打手肘、腳背、頭部」的原則，每次上車前便拍打雙手內關各二百下，有時在車上頭暈頭痛得厲害，就馬上再拍打雙手肘各二百下，然後拍頭部各部位二百下，這樣在車上就堅持了下來，不至於太過頭暈頭痛。至於腳背，從大連飛南寧時，需要飛四個多小時，所以在機上就加強了拍腳背一次。在這八天的行程當中，我沒吃一粒暈車藥和頭痛散，這在以往是不可能辦到的事。

在此，柳柳非常非常地感恩我們的凡夫群主和大家，使我擺脫了吃暈車藥和頭痛藥的困擾，成為一個身心都健康的人，感恩群主提供了一個這麼好的平台，為我們家人和大家的身心健康保駕護航。我會繼續向大家學習，為了我們的健康，拍打拉筋起來吧！

拉筋拍打帶給我的人生體悟

群友「藍天科技」的性格很直白、很善良，以下他所表達的內容可能有人不會完全同意，但是其中的真誠，相信讀者都能感受得到！他原本對養生一竅不通，但在接觸拉筋拍打後，不僅身體變好了，對待生活及人生的心態也完全改變了。

二〇一三年十月二十五日去上海參加為期二十七天的上海養生群聚會，這次聚會創下上海養生群活動參加人數最多、外省新人來得最多的一次。我是新人裡唯一的男性，這次陪練都付出不少，盡力指導新人。感恩松江劉、楊浦靜兩位陪練姐姐替我拍打委中，回來才知道，兩位姐姐和我同齡，都大我一個月，還要感恩加菲老師給我做了原始點按摩。這次聚會以拍打為主，自己拍打，陪練傳授拍打的方法和幫拍。活動現場演示了臥式拉筋、原始點按摩、扭腰功，中午打坐休息，辟穀不吃飯，提供薑棗茶。

參加聚會後的反思：為什麼許多人反映養生後身體反而越差？不想不知道，一想發現了許多問題。

其實養生方法很多，找到一至兩個適合自己的養生方法，能夠長期堅持下去才會有收穫。要想身體好，其實很簡單，首先要心態好，不要有貪念和妄想，不要把自己完成不了或超過自己承受能力的事情強加給自己，心態好就沒有煩惱，平凡的日子開心過；其次就是良好的生活習慣，包含適當的睡眠和合理的飲食。

在人生的旅途中學會多寬容他人，多看他人的優點，彌補自己的缺點，提高自己的涵養，學會感恩與助人。健康的身體很重要，健康的心靈更重要！以下是我的心得整理。

認識自我：既然加入養生的行列，就要真正去接受自己、了解自己、包容自己，找到自己身體不好的根源，尋找解決的方法。我們生活在現實社會裡，每天都要工作、學習、衣食住行。每個人生活的環境都不一樣，受到的生活壓力也不一樣，為了自己能夠生活得更好、更健康，就要合理安排好自己的時間，適時調整自己的心態。

量力而行：現實生活中，有許多事情，自己再努力也不可能做到。所以自己不要為難自己！養生也是一樣，不一定堅持做的多、做的時間長就一定好。做任何事情總是相對的，飯吃七八分飽，那麼養生最多做七分就好，要保持收支平衡，過猶不及。水滴石穿，細水長流，把最簡單的養生方法一直堅持下去，做到極致，同樣有意想不到的效果。

循序漸進：養生是生活的一部分，不是生活的全部。不要把養生當作生活中的負擔，開心養生就行，堅持就好，沒有誰規定每天不能休息，必須天天做多少任務。養生要根據自己的身體，適當的休息和調整是為了更好的進步和提高！養生的過程中身體會出現多次的起伏、多次的修復，只要不放棄，堅持適合自己的養生方法，合理的長期堅持不懈的努力，相信每個有緣的養生朋友都會擁有健康的明天！

健康道理很簡單，懂的人卻很少。自己的健康掌握在自己手裡，不在醫生手裡，平時注意調整自己的休息時間，養成良好的生活習慣，把複雜的事情簡單化，學會感恩和包容，放下不屬於自己的任何東西，開心過好每一天就足夠了。心靈健康了，肉體想生病都難！惡意透支身體，身體當然不好了，想明白了，健康真的好簡單。因為本人懂的東西太少，養生六百多天，這些都是個人的一點感想而已，希望能夠幫到初學的朋友。

十三年抗功血的心酸紀實

功血症全稱是「功能性子宮出血症」，一個在此之前我不曾聽過的病名。多多很年輕，但是經歷卻讓人感慨，坎坷的人生就隱藏在短短的幾句話裡，只有身歷其境的人才能明白箇中滋味。她的案例很能鼓勵旁人：別再呻吟，正視問題，解決問題，這才是該做的事。

我從小身體不好，十三歲以後，我的月經從來沒正常過。我那時小又傻，父母也是不懂這些常識，盲目地聽從醫生的話，說我這病是青春期剛開始發育，卵巢功能不全，就像小孩子走路一樣，剛開始不穩定，等過個兩、三年自然就正常了。我聽信醫生的話讓月經流了兩年，耽誤了治病時間，直到十五歲那年，才意識到月經的重要性，開始每個月跑醫院。最痛苦的是查不出什麼致病原因，就這樣吃藥正常，一旦不吃藥月經就像打開水龍頭的水一樣，一直流。

二〇〇七年年底，我切除了甲狀腺瘤，終身帶有甲狀腺功能減退症，醫生說我的月經病症跟甲狀腺功能減退症有關。我吃了四個月中藥，月經正常一年，本來以為從此擺脫痛苦了，但一年後功血症又復發，而且還變本加厲，吃止血藥、打止血針都無法止血。

二〇一〇年結婚後，由於這病，無法過正常的夫妻生活，更不用說懷孕生孩子了。背負著重重壓力的我，於是在二〇一二年二月去做刮宮手術止血，但是手術十天後又復發，我情緒崩潰又抑鬱。

我因為這病引發很多炎症：子宮內膜炎、子宮頸炎，吃過很多的藥，還得了腸胃病，曾經想一死了之算了。二〇一二年八月我又動了一次刮宮手術，十天後功血症又復發，我就想難道這是不死的癌症，死又死不了，治又治不了，我就不能做一個正常的女人嗎？

在我絕望之時，一次偶然的機會上網查功血，發現有人說艾灸可以治功血，於是我開始查艾灸到底是什麼？在網上看到有個叫「單桂敏」的博客，裡面有很多和我同病的文章。我翻看她的博客，下定決心，要和這病來個決戰，不管三七二十一，馬上去藥店買艾條，當天就按照她所說的穴位中脘、肚臍、關元、子宮、歸來、八髎、足三里、三陰交，按照順序，每個穴位灸二十分鐘，每天一次下來灸三個多小時，灸到第四天開始流很多經血，我也不管照灸。灸到第八天經血突然少了，就開始灸隱白，隱白每次二十分鐘，灸兩天就乾淨了，我特別興奮，第一次不用手術吃藥打針就能乾淨。此後，我每天堅持三個多小時艾灸。

堅持半年去醫院復查，醫生都不敢相信我的內膜增生能灸好，功血還能療癒正常。但好景不長，因為家裡種種原因，影響心情、睡眠，進而影響功血，一年之後功血又復發。

前幾個月有機緣，進入凡夫群學習，凡夫老師細心回答，還以我的情況講個牧羊人的故事。從此我明白復發緣由，我總是生活在悲傷憤恨之中，累積情緒不懂得釋放，壓抑自己，影響身體某個部位。俗話說氣大傷肝，自己傷害自己，我又怎麼會有正常的月經呢？

所以要對自己好一點，想要別人對你好，就自己先對自己好，活在當下，做個快樂的人。這三個月以來，不管遇到什麼事情，我每天都過得很瀟灑快活，所以我三個月的月經很正常，週期準，能七天以內乾淨，這本該屬於我的生活，我要好好享受，不再整天生活在悲憤中。

在凡夫群裡我還知道拉筋、拍打、禪跑等調理方式，拉筋可以治痛經，我買了個立式拉筋板，由每天第一卡格二十分鐘，到每天的第三卡格二十分鐘，還臥拉，雖然暫時沒有拉筋凳，只能每次靠牆壁拉五分鐘。不知道是拉筋顯著還是心理作用，拉筋一個月後，第一次經期沒有出現胃痛症狀。凡夫老師還建議禪跑可以改善失眠，我每天跑一個小時，一段時間後效果顯著，現在變成睡多多了，而且心情不好時，禪跑可以讓人開心。

原本我還有過敏性鼻炎，艾灸之後緩解，但是沒有完全根治。自從禪跑後感覺鼻子特別通暢，貴在堅持，心態好，一切好，我相信健康離我不遠了。而且我還要感恩這場病，如果不是因為這病我還不懂得養生，就不會有機緣遇到這麼多珍貴的養生朋友。感恩一切，感恩所有關心我、愛我的人，感恩家人，開始過幸福快樂的生活。

補充：我這個牧羊人的故事是這樣的（角色介紹：羊代表「血」、羊圈代表「肝」、牧羊人代表「脾」、牧場主人代表「自己」）。牧場主人的牧場裡圈養了很多羊，並且請了專門的牧羊人管理。有一天，羊群中忽然起了騷動，沒多久羊群開始往外衝。雖然牧羊人很優秀盡責，但是卻無法應付這些瘋狂的羊群，只見羊一隻隻衝出羊圈，牧場主人為此煩惱不已。這就是牧場主人的困境，他該如何才能管好羊群呢？答案可能是：(1)查明騷動的原因？(2)用更堅固的羊圈？(3)換個更厲害的牧羊人？(4)其他。我個人認為最重要的是查明原因，否則永遠在羊圈門口想辦法不讓羊出去，總有失效的一天。那麼什麼原因會使羊群騷動，而無法待在羊圈裡呢？這個問題就是在問：肝不藏血的原因是什麼？

加固羊圈好比加強鍛鍊，可以降低發生的機會，但是源頭沒處理還是可能產生問題。和肝有關的情緒問題，不外乎生氣，尤其是生悶氣。所以才會說一切問題的根源在於不流動，執著過去的悲傷、憤恨、懊悔、緊張等情緒，就像是不流動的水、不流動的血液，會產生什麼樣的情形呢？

情緒本身源於自然並沒有問題，不流動的、緊鎖的情緒才會有問題。累積的情緒最後總會顯現在身體的某個層面或部位，而我們卻總是在羊圈出口想辦法捉住羊。那麼，該如何處理不會流動的「喜怒憂思悲恐驚」各種情緒呢？蓮花生大士的古早版是「念頭起時，勿隨勿制」，白話版則是：「說出，是釋放的開始！覺察，是改變的開始！帶著覺察說出，是揚升的開始！」

幸福悄悄來臨：水月的健康自癒之路

何謂幸福？每個人心中的答案不盡相同。在我的思維定義中，幸福就是一種知足和感恩。它源自生命「我」對現實生活和自我現狀的面對、承認、接納、正視和肯定、欣賞。幸福來之不易，但卻真實不虛地降臨在我的面前，那份期盼已久的自信，在我願意為自己的生命全權負責的那一天起，慢慢生根發芽、開花結果了。

說起「生命」兩個字，就要談談我的身體。高考那年，我是班上唯一各項體檢指標全線達優的女生，最終被警校錄取。一九八八年七月畢業後被分配到派出所工作，基層工作繁瑣而忙碌，二〇〇〇年以後公安工作進入一個前所未有的警備實戰狀態，經常熬夜加班，由於長期處在一種高強度、高指標、高負荷的高壓態勢下，長期累積的疲憊、緊張甚至恐懼，讓我深感力不從心。

二〇〇三年我體檢時被發現甲狀腺功能異常，診斷為橋本氏甲狀腺炎，並伴隨甲狀腺結節，隨後被醫生告知必須長期每天服藥，補充甲狀腺激素，並定期三個月去醫院做檢查，從此便踏上了一條夢魘般的不歸路。工作、醫院、體檢、工作、醫院、體檢……年復一年，日復一日，身體依然沒有好轉跡象。

二〇〇五年開始出現嚴重的痛經、子宮內膜異位、左側卵巢囊腫，每次月經來潮，就像如臨大敵般膽戰心驚，撕心裂肺的腹絞痛，把我折磨得死去活來。二〇〇七年卵巢囊腫已經大到八．六公分，當時無知的我，只能聽從醫生處置進行手術，萬幸的是，病理切片報告是良性腫瘤。

但是噩夢還未結束，緊接著身體又陸續出現了頸椎增生變形、高血壓、糖尿病等症狀。近二十年基層一線女警的艱辛和勞累，滿腹的牢騷和怨恨、恐懼和擔憂一併向我襲來，幾乎一夜之間就能把我壓垮。連續服用各種藥物半年之後我開始抗拒，難道我的餘生就要這樣伴隨大把的西藥過日子嗎？這樣的生活品質還有什麼意義？

經過一番痛苦的掙扎和絕望，內心終於發出最後的吶喊：「我不要這樣的生活，我要改變，徹底改變！」於是我申請換工作單位，開始有時間反思我的人生軌跡。後來陸續接觸了針灸、艾灸、推拿、刮痧等一些中醫外治方法。直到二〇一一年年底偶遇拍打拉筋，從此開啟我人生自主的自癒之路，幸福也像花兒一樣慢慢綻放。就像每天需要吃飯睡覺一樣，我把拍打拉筋徹底融入了我的生活。

頭兩年我幾乎天天堅持，每天至少拍打一個通用部位，大概拍半小時左右，另外拉筋每條腿從三分鐘開始循序漸進發展到半小時。經過半年多堅持，我的身體狀況明顯改善，各種病症慢慢消失。當我深刻地體會到自己的身體越發好轉的時候，那種感恩和喜悅真是無以言表。值得一提的是，每年四月份之前，我們單位都要做一次醫藥費統計報銷，以前我是報銷大戶，每年醫藥費不少於三四千，多則上萬元。但學會拍打拉筋以後，文員打電話問我要醫藥費單子時，我告訴她我沒有，她非常驚訝：「真的嗎？一張都沒有嗎？」我回答：「是的，一張都沒有。」因為近三年，我沒去過醫院，沒吃過一顆藥，所有的小毛小病都是拍拍打打疏通經絡，自己搞定的。

二〇一三年年底，我又萬分有幸地加入到台灣的凡夫QQ群，從身心靈各方面學習和交流養生的方法。凡夫群主的大智大慧、大愛仁慈深深地感染著我，其平和、幽默、智慧、博學、寬容，是我人生課堂裡難得一遇值得敬仰的導師。感謝他的一路引領，讓我對生命的本質有了更深刻的領悟。凡夫群宣導的養生必先養心，身心靈同治的理念，結合拍打拉筋、平甩、禪跑等方法，與《黃帝內經》所陳述的調心為上、外治為主、輔以食療、最後用藥的精髓別無二致。這一年多來，心靈的成長，是我在凡夫群學習的最大收穫。

凡夫說：「簡單的事情做到極致，也可能產生無與倫比的威力。」這些我已經深深體會。同時讓我懂得每一個生命都是值得被尊重的，每一個個體都是獨特而非完美的，修己以安人。而一個快樂的心境可以來自路邊的一朵小花，也可以是窗外的一片綠葉，抬頭時的一朵白雲，低首時的一池清水，所謂詩一般的生活就在眼前。我想這就是我所追求的幸福，純粹而平靜，它已悄悄來臨。

水月於上海，二〇一五年二月

拉筋拍打的功效，真的不是神話

這篇文章是我在臉書上看到的，是一位經歷過一段艱辛歷程的黃女士所寫的分享文，內容真摯感人！

以下是我想寫給蕭老師的信，跟大家分享。

我的先生不抽菸、不喝酒、不嚼檳榔，但是四十一歲的他因口腔癌最後是呼吸衰竭過世。在那段心痛的日子，我看著王鳳儀老善人的言行錄，明白病由心造的來由而受益良多，後來我也體會到藉由調心能做到治癒重病的人卻不多，難怪老祖宗在調心為上後還要加上外治為主，輔以食療……

在這段因緣過後，我一直在尋求一個能普及簡單的健康之道，後來我接觸到蕭老師的拉筋拍打，看著老師的求醫之道，令人嚮往又讚嘆，看到博客上的一篇篇分享文，常使我熱淚盈眶。後來我就買了拉筋凳開始好好的自我整治一番，加上高雄多位師兄的教導，我也踏上了醫行天下的這條路！

秉著蕭老師十年家家有神醫的慈悲願力，家裡也成立了一個互拍聚會點。可我畢竟經驗淺薄，底氣不足呵～～，甚至還傻想，我怎麼沒什麼大病……這時老天就送來了增加我信心的禮物，以下跟蕭老師分享：

我女兒一歲半時發生較嚴重的燙傷，在我還沒接觸拉筋拍打前，她四歲就到醫院做了疤痕重建手術。醫生建議置入組織擴張器（俗稱水球），預計六個月後能撐出足夠的皮來做這個手術，後來真的是因緣和合。過程不順利，這半年女兒住了六次院、開了四次刀才完成這個過程。我女兒本是健康的孩子，很少生病，媽媽本身就不吃藥，喜歡自然療法。她出生後也極少吃到藥，經過這一關後傷到了她的本，熱呼呼的手腳變冷了，明亮的大眼睛有了眼袋，眼四周有了青筋……

她每天看著媽媽努力抽空地拉筋，她也很想試試，可總是幾分鐘就哀哀叫逃開了，筋比我這個媽還緊。有一天她在我的誘導下堅持了一腳各十分鐘拉筋，當晚好戲就來了，我睡到半夜兩點被一陣很濃的臭味驚醒，這味像是喝了酒之後很濃很嗆的酒臭味。我驚想是我樓下大門沒關好，有喝醉酒的人跑來我家嗎？趕緊起身看看，住家上上下下都看過了，沒人沒味道！後來才確定是我女兒身上發出的氣味，味道持續了有二十分鐘，我當時也不清楚為何會這樣。後來一早起床，女兒發燒了，一燒燒到四十度，我問她哪不舒服，她只跟我說頭暈想睡覺，其他都沒有不舒服。我心裡還是有點忐忑不安，請教了高雄的黃聖博師兄後，幫女兒拍拍手肘內側出了些痧，她就不給拍了。我心想說她這是排毒嗎？昨晚一腳拉筋十分鐘就啟動了她的自癒力，把她這半年來體內儲存的抗生素、麻醉劑給排出，昏睡了一天，後來幫她小泡溫水澡並再一次拉筋，當晚就完全退燒了。這一天一夜的過程，我只能說拉筋啟動自癒力，實在太神奇了！

互拍點成立後，台灣的臉書拉筋拍打社團的朋友找到了這個點，第一天上完課後，隔天就有一位年輕女孩雅嵐傳line給我，說她參加喜宴去上廁所出來後，看到一群人圍著一個昏倒的老太太，看著大家掐人中，用了很多辦法都叫不醒老太太。我們這位見義勇為的小朋友就二話不說地拉起老太太的手往手肘內側拍下去，沒幾分鐘出了青包，老太太就醒了小聲地喊痛。雅嵐很開心、很興奮她學了拍打救了老太太，我也真的很開心互拍學習能幫人。

另外有臉書社團的一對姐妹帶著喉癌的爸爸來我家，這位爸爸兩年前被醫生證實是舌咽癌，有四顆腫瘤環繞，用原始點的方式治療兩年，後來開始吐血才想了解拉筋拍打。看著這位病虛無力的父親，我想到我先生生病的過程，我用盡一切我所了解的，跟他的家人說明。這位父親在鼓勵下嘗試拉筋，不用說當然筋縮得厲害，可是他還是很勇敢地撐完了約十分鐘。換腿的時候，大家就發現他的臉色由蒼白變成有血色，拉筋提陽真是太棒了。後來再跟他說明拍打，他一邊聽我說，一邊幾分鐘就要吐一口血，血和著唾液濃痰，有著濃濃的味道。我嘗試幫他先輕拍手肘內側，兩邊都出了痧，後來他覺得人比較舒服，就在他們開心要回家前他再吐一口，但已經不是血而是咖啡色的分泌物。當晚他即不再吐血，後來他們回家後每天都固定拍打手，也沒再吐血了。我跟別人分享說，你若跟人家說拍手肘內側可以讓喉癌已經吐血的人不再吐血，人家一定會笑你是瘋子。可是事實就擺在眼前，我只能感恩上天送來的這些老師，現在一切還在努力中，但我相信一定會越來越好的……

我相信一定還會有更多的好故事在各地發生，我很開心、很感恩有緣能接觸到蕭老師推廣的拉筋拍打，一切盡在不言中，感恩蕭老師的慈悲。

凡夫針對拍打的問與答

問：什麼是通用部位，和八虛有何不同？

答：通用部位包括肘、腕、膝、踝關節，以及手掌、腳掌、內踝、外踝等。而八虛則是指人體的「窩」：腋窩、肘窩、膕窩、腹股溝，是人體八個特別容易積聚廢棄物的地方。

問：為什麼要拍通用部位？

答：因為這些位置，經絡穴位很密集，拍打效率高，可以調理很多毛病。若能拍徹底，可以避免嚴重的氣衝病灶問題，所以適合初學者，以及平常保健養生用。

問：只拍通用部位可不可以？

答：可以，但是效果比較慢。這就好像我們只在特定的河段抓魚（痧）一樣，膝蓋部位的「魚」通常多些，但並不表示所有的「魚」都在膝蓋。當膝蓋的「魚」被抓完了，其他地區的「魚」也會游過來，所以隔一陣子再拍，本來沒痧的又會

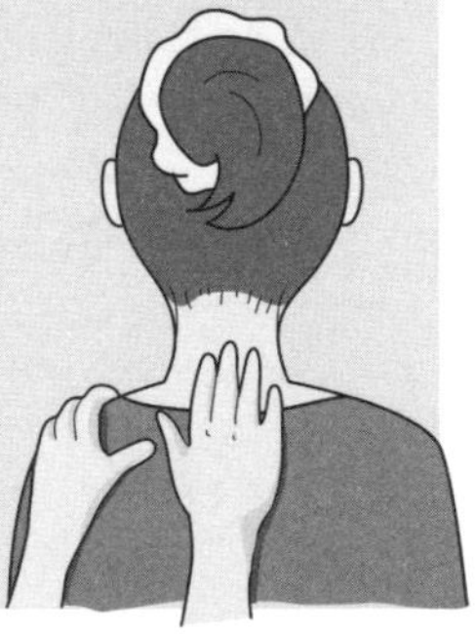

有痧了。這時就可以考慮直接拍打其他部位，效果會快很多。

問：感覺上腹部很堵，跑步、打坐都解決不了，越跑還越堵，拍了膝蓋足三里附近，痧出來都是青黑色的鼓包狀，這樣正確嗎？

答：上腹部堵，主要應該是胃的問題，所以足三里拍出來青黑色的鼓包狀痧是正確的。等退痧後，要用同樣或稍大的力道再拍一次，如果沒什麼痧就可以換個地方拍，比如大腿部。這裡因為肉多、面積大，所以可以考慮用拍痧板拍，胃有問題的話，出來的痧常常都是腫痧。另一方面，在不舒服的部位能夠拍出腫痧表示力道運用是正確的，如果力道不能貫入，就不會出現腫痧，只會有表皮的痧。

問：胃的問題要怎麼處理？

答：胃經當然通過胃，但不是只通過胃，如果是胃本身的問題，可以從左側的胃經開始拍打，因為我們的胃是在身體的左側。胃經首先拍足三里，這是古來有名的養生保健穴，拍到不出痧了再換地方。一般情況下，拍個一至兩次就夠了，如果方法不正確就要拍很久、很多次才有些效果。舉凡胃酸過多、消化不良、胃脹氣等等胃的毛病，都可以從足三里開始調理。

問：胃經還和哪些身體毛病有關？

答：除了胃的問題之外，因為胃經通過乳頭的中線，上達面部的眼睛下方，所以疏通胃經可以處理一部分乳房問題，以及面部暗沉、眼袋等問題。如果是光靠拍打不容易發掘的心靈問題，可以考慮採用諸如深層溝通、催眠、家排、豐盛等方法進一步處理。

問：拍打還有什麼要注意的？

答：首先聲明，個人只是拉筋拍打保健養生法的受益者，其中拉筋比較屬於整體的保養，就好像我們每天起床都要刷牙洗臉一般，所以可以經常實施。而拍打比較屬於清除廢物的方法，清理完畢就要暫歇，過度拍打有可能耗本。總之，不論什麼方法都要注意適度的問題，過與不及都不是件好事，適度與否的標準卻因人而異，需要依靠自己的體會。

問：那我可以幫人拍嗎？

答：在累積一定經驗以前，請盡量在熟手的指導下進行，以免發生無法預期的意外，沒把握的話應該以保守為主。

問：拉筋拍打和針灸、拔罐這類比較熟知的方法有何異同？

答：拉筋、拍打、針灸、拔罐、刮痧、推拿、正骨、氣功、中藥的共同點就是通經絡，但是方式不同，各有著重。

問：拍打有什麼特點？

答：安全（不使用任何侵入式的器具或藥物，單純的外治手法）、簡單（講起來很簡單，要想高效率的實施並不容易，需要長時間的鍛鍊）、速效（正確的操作和不正確的操作會有非常大的區別）、適用範圍大（具有調理百病的潛力）、DIY（老等著別人來服務，基本上效果會減半又減半）。

問：拍打真的有調理百病的潛力嗎？

答：嚴格來說，以下這些病是力有未逮之處：(1)立即性的外科創傷，例如車禍。(2)疑心病，疑心起於不信任，信任來自於了解，缺少了其中某個環節，效果就大打折扣。(3)懶病，沒有辦法調理。

問：虛掌拍還是實掌拍？

答：原則上是實掌拍，但是很多人記住了方法卻不會變通，有的人會用大力拍卻不會小力拍，只會用掌拍卻不會用指拍，能拍成人，卻不知老人小孩怎麼拍，這些細節無法一一列舉，只能在操作中體會。針對每一位受拍者，我會盡量找出適當的拍打手法、部位、力度、支撐方式、節奏、宗教依託等相關配套，只能說這都要靠自己去體會。

問：你是怎麼學的？

答：看書、練功、自拍、拍人。懂得越多，越精準有效。

問：那中醫理論你懂得很多嗎？

答：喔不，我的中醫基礎很差，對《黃帝內經．素問》的理解就更不用說了，但是我以用心感受去彌補理論的不足。

問：拍打的優先順序如何？

答：首先，可以把身體區分成三部分：手腳、軀幹（包括頭部）、腎（無骨頭保護）。腎因沒有骨頭保護，所以為了避免無意中引起的受傷，可以用練功來鍛鍊，比如扭腰功、貼牆功等。

軀幹部分因為是五臟六腑所在地，可以自己斟酌力道拍打，也可以用撞牆功或是赤腳走路、拍手功等方法調理。手腳部分算是拍打的重點，第一要注意不可把骨頭拍傷，所以避免用硬的東西擊打骨頭，最好用且效果最大的是用自己的手拍，也有人喜歡用黃豆或米裝成一袋，裝成塊狀或條狀來拍，效果也不錯。

依年齡層不同、身體狀況不同，拍打的力度也要做適度的調節。簡單講，只要有積痧（瘀血），拍打就會引起出痧，而出痧的過程會引起疼痛，除非痧出完，否則痛感會持續。但是痛要在能忍受範圍之內，如果患部過於疼痛或不適於拍打（如已經破皮），可以考慮拍打經絡上下方或身體另一側的對應位置，要如何做有賴於理解與體驗。

可能的話，手腳要全部拍到。如果沒時間，可以考慮優先拍打關節，關節讓我們活動自如，代價就是容易淤堵。若是時間還嫌不夠，可以考慮《黃帝內經》上說的八虛，是人體八個最容易積聚穢物的地方：腋窩、肘窩、鼠蹊部、膕窩（膝蓋後方），身體每邊各四個，至少至少要拍打肘窩與膕窩。

問：現在的人常常熬夜喝冷飲，對身體不好嗎？

答：熬夜傷肝，一般來說，肝的問題不外乎是藥吃太多（包括許多的營養品、大量的西藥、某些不當使用的中藥）、酒喝太多、長期熬夜、肝炎、脂肪肝堆積，以及「愛生悶氣」等原因引起的。檢查方法很簡單，只要用拇指按壓（右）大腿內側中間（沿著褲縫的位置）會感到痛不可支，通常肝都有問題。

偶爾喝喝冷飲不會有太大妨礙，因為身體會努力彌補傷害，但是喝過頭就會傷及經絡。喝冷飲最直接傷害的是胃（消化系統），胃經俗稱「美容經」，臉上的問題多半和胃經不通有關係。很多人既希望能無所忌憚地吃東西、喝冷飲，又希望面色紅潤、身體無病無痛，這種希望是不可能達成的。

問：高血壓怎麼辦？

答：如果血壓偏高常會有面色泛紅的假象，按曲池穴時會痛不可支，最好當然是可以把全身能拍的部位都徹底拍過，或養成拉筋的習慣。因為血壓升高或降低只是症狀，並非真正致病的原因。如果只是暫時性解除血壓飆高，可以考慮拍打大腸經、膽經、心經，依情況而定。

問：請問要拍多久？

答：拍多久因人而異，也和力道及被拍部位有關。拍打有三個階段：(1)痛，通常會先經歷痛的階段，因為這是出痧造成的；(2)不痛，該部位的痧出完了，再拍也不會刺痛；(3)舒暢，氣血循環好，當然感覺很舒暢。可惜的是，大部分的人都只到第一階段就放棄了，所以有效或無效全看自己的抉擇。

問：拍打不痛算不算好現象？

答：拍打不痛有以下幾種狀況：(1)太健康了，完全沒有淤堵，但是這種情形很少。(2)身體已經麻木了，所以沒有痛感，這種情況比較麻煩，因為身體的警報系統全罷工了，要讓警衛上崗可沒那麼容易，可能要併用多種提升自癒力的方法才能克服。(3)拍太輕了，好處是不痛，而且長期實施還是能有一定的效果。如何選擇就看自己了。

問：有沒有什麼方法可以減少痛感？

答：以下方法可以嘗試單獨或合併運用：(1)洗完澡之後拍。(2)隔著一層薄衣服拍，這樣痛感會降低，但是效果也會降低。(3)一輕一重拍，這叫陰陽掌（唐人的貢獻），減痛的效果也挺好的，如果用音樂節奏來比喻，這算是兩拍子，手掌夠靈活的話也可以用四拍子（強、弱、次強、弱）來拍。舉例來說，我用二拍子和四拍子以輕而快的手法拍打大椎穴，被拍者的回應是很舒暢。

問：拉筋拍打有何不同，能否講得通俗一點？

答：之前我看到某位網友的比喻，通俗又貼切，轉述如下：以交通來比喻，「拉筋」好比拓寬馬路，使氣的流動管道加大；「拍打」好比排除事故，把淤堵的地方打通了，氣血就順暢了；「心法」好比交通政策，政策方向正確，基本不會有太大的健康問題。

問：有沒有不適合用拍打法的人？

答：有，不相信這套方法的就不適合。

問：身體虛弱的人可以拍嗎？

答：對於身體虛弱的人，例如手術後、年紀太大等可以視情況進行「長時間的輕拍」。輕拍為補，重拍為洩，補是補不足，洩是洩有餘。為什麼輕拍會補，因為輕拍可以促進氣血循環，氣看不見、摸不著姑且不論，看得見的血會因輕拍而加速循環。新鮮而健康的血液所到之處，將會提供修補身體的材料與充足的氧氣與養分，身體裡的病菌遇見了新鮮的血液將會長嘆一聲：「環境惡化，吾等須另覓樂土。」

問：膝關節退化怎麼辦？

答：首先要了解什麼是退化，膝蓋是人體關節中最容易受損的部分，因為所承受的壓力最大。其實膝關節一直都在磨損，也一直都在修復，只要修復的速度快於磨損的速度，就不會有所謂退化的問題。修復所用的材料要靠新鮮血液來運送，因此，當血流不順時就會降低修復的速度，日積月累就變成退化。因此處理退化問題，第一步就是先讓血液恢復正常的流動，其他的自然水到渠成。

問：勤拉筋拍打能夠長生不老嗎？

答：不能，因為人體的細胞雖能分裂，但是有分裂次數的限制，倒數計時結束必然死亡。但是，實施這個方法可以讓我們在活著的大部分時間裡，擁有相當程度健康的身體。

問：每天都要大力拍打身體各部位嗎？

答：不需要，基本上拍打力度可以分成兩種：重拍屬於年度大掃除等級，輕拍則是每天撢灰塵等級。建議最好先將重要部位清理一遍，至少在感到不舒服的時候一定要進行清理。最重要的是所選擇的方案必須方便實施、適合自己，誤以為能夠一勞永逸者，終究還是擺脫不了病痛纏身的厄運。

問：只要能夠堅持拉筋拍打，經常調理身體，就不怕熬夜加班、狂喝亂吃嗎？

答：天作孽猶可違，自作孽……何必跟自己過不去呢！偶爾熬夜加班可以說是情非得已，但是狂喝亂吃的心態就讓人無法理解了。

問：請再扼要說明一下拍打法的基本原則。

答：調心為上（心態不調整，什麼仙丹妙藥也終將失效）；外治為主（沒有造成身體危害的淤堵，問題也就幾近於無了）；輔以食療（藥補不如食補，食補不如氣補，經絡暢通就是大補）；不得已才用藥（請找良醫）。

以上好像已經把大部分常遇到的、我能理解的問題都講完了，提供給大家參考。俗話說「實踐出真知」，再怎麼說也比不上親自動手，還不了解的人就去參加集訓班吧。說到這裡，我想到一個故事，提供大家分享：據說有一次國王召見《幾何原本》的作者歐幾里德，問他學好幾何學是否有簡單快速的方法。歐幾里德對國王說：「幾何學裡沒有王走的路。」更深入的理解與分析，是目前的我還力有未逮的。路，還得一步一步走，既然不會有國王走的專屬捷徑，想當然耳，學習任何方法或知識，也不會有我或哪個人專屬的便捷之道。

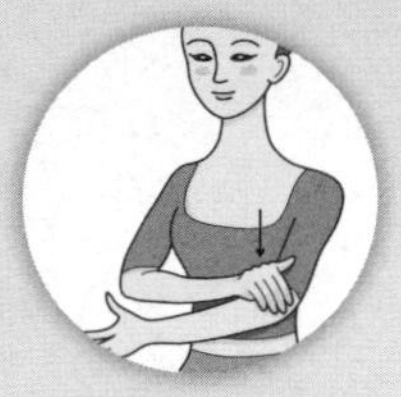
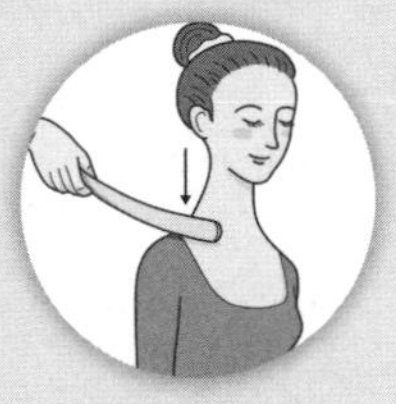
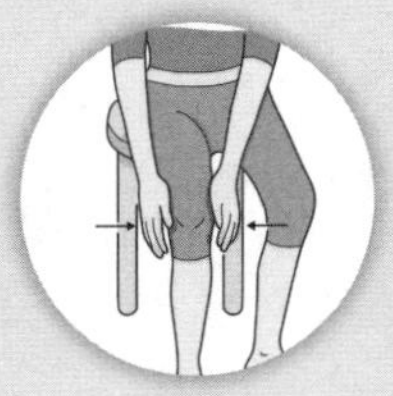
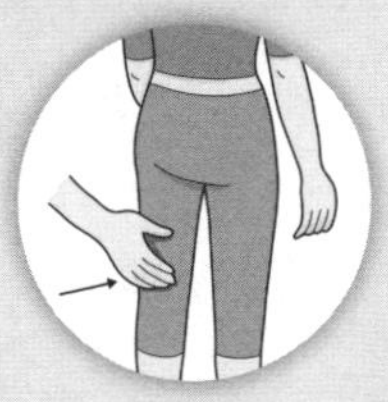
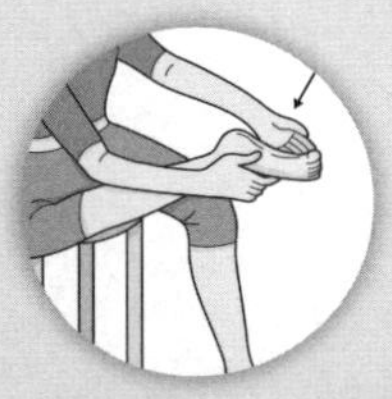

附錄

其他的養生保健法

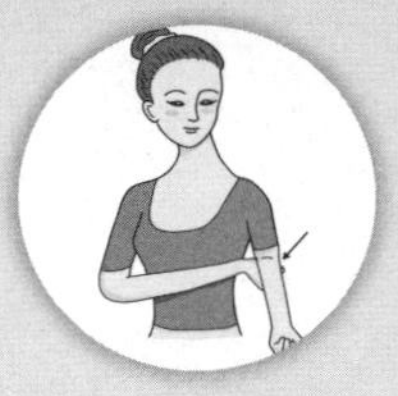
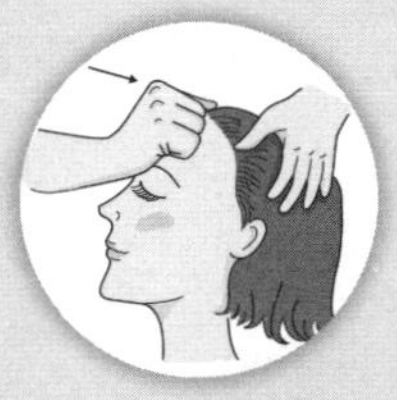
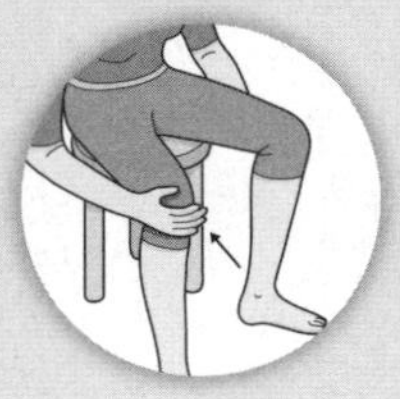
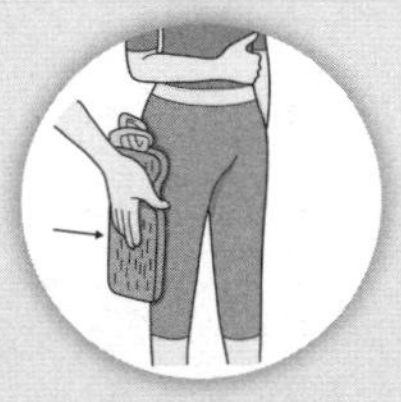
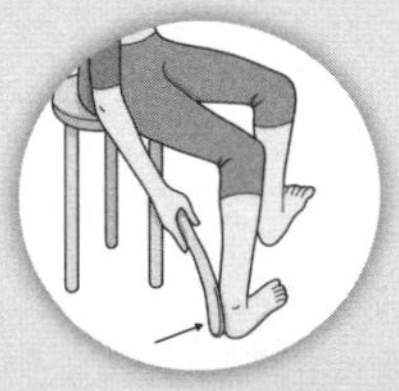

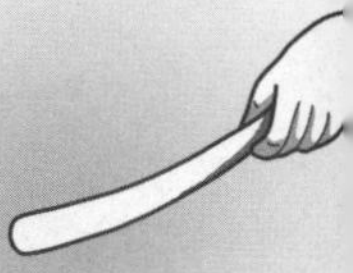

拉筋該怎麼拉？

以交通來比喻，拉筋好比使交通順暢，拍打好比排除路障。本書主要談論拍打，有關拉筋的各種方式可以參考http://blog.sina.com.cn/u/1573471910，有很詳細的說明，案例更是豐富精彩。

以下是最常用、最全面的臥式拉筋法示範。最簡單的方式，就是利用牆角或幾張椅子拼起來就可以拉筋了。覺得這種拉筋法很好的人，可以考慮自製、請師傅製作，或是乾脆買張市面上的拉筋凳。隨著材質與製作的品質不同，價錢也各異，看個人需求。

首先，要先準備好各種保暖的用品，例如手套、襪子、電熱毯、毛毯、護膝等等，依自己的需求準備，還要注意通風情況，盡量別讓自己受涼。

其次，準備好沙袋、鉛錘等輔助拉筋的工具。至於要不要加上重物，或者要加多重，這和每個人的個別情況有關，需要自行斟酌決定。

然後就是拉筋時間的長短，原則上，感到痠麻脹癢痛之後再撐個五分鐘，這最後的五分鐘，就是最具有療效的關鍵時期！

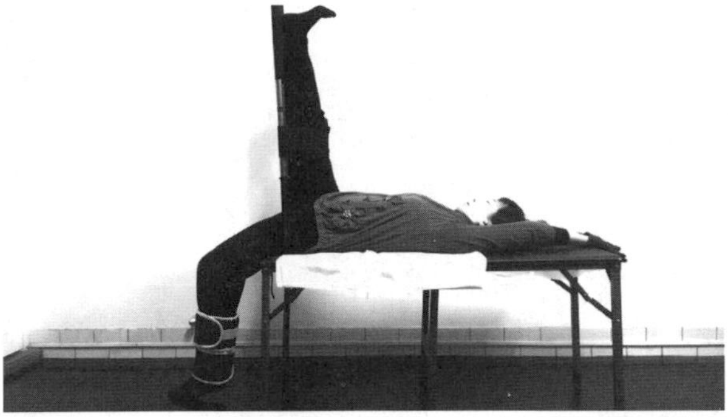

●上方腿貼平立板，下方腿自然垂下，也可以用沙袋或重物輔助拉筋。

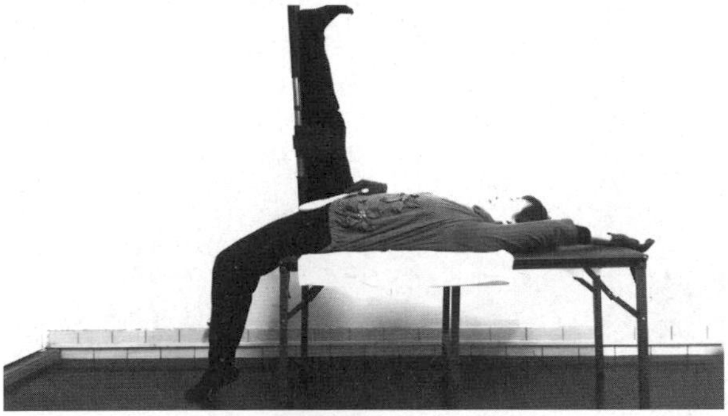

●拉筋時，特別適合拍打腹股溝附近，以適當的工具及力道敲打。

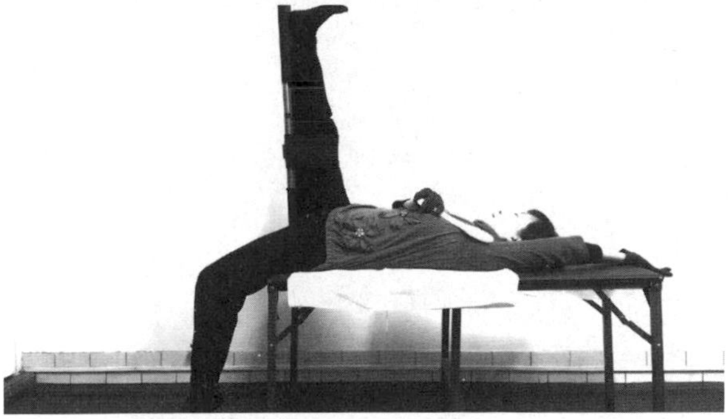

●還可以拍或敲打腋下的極泉穴。

拉筋是正骨最好用也最有效的方法

雖然我不會正骨，也沒有被正骨的經驗，不過還是想來談談為什麼正完骨又會錯位這個問題，因為這是力學問題。

我身邊就有好幾位正骨正壞了的例子，痛苦了好幾年，最痛的時候經常要打止痛針，到現在還要靠藥物抑制痛感。因此，這也導致了他們對這類療法有些卻步，即使我一再推薦正骨可以採用臥式拉筋法，他們也完全無法接受，真的是嚇壞了。

其實，只要了解為什麼會錯位，問題就變得很簡單，怎麼會錯位呢？人體是由許多的肌肉（含筋）、骨骼等系統構成的，其中肌肉是提供緊縮的力量，骨骼是提供支撐的力量，有了緊縮的肌肉，骨骼才不會散開。但是，如果緊縮的程度太過度了，就會產生骨架系統過度緊繃的力道，通常都是偏一邊，從而產生錯位。

正骨時，如果沒有解決肌肉緊繃的問題，即使以手法將錯位復原，卻因受力情況仍然沒有改善，過不了多久就又會回復錯位的狀態。因為那是能量最低的狀態，所有的結構都有處於最低能量態的傾向，人體結構也不例外。

而拉筋過程調整的是緊繃的肌肉本身，讓它回復到正常的、適當的狀態，所以拉筋到一定程度之後，原來錯位的骨頭可以自行復位，這是身體的自我調節能力。所以，拉筋就是最有效的正骨方法，是一種長治久安的方法，其效果遠比許多功夫不到位的正骨師更好；而且拉筋還可以自己來，正骨卻要靠別人。

另外，如果問題是出在「筋縮」上面，還要記得拍打肝經以及八會穴之一的筋會「陽陵泉」。陽陵泉這個穴道的位置在膝蓋轉彎處外側下方，膽經沿線之一。此穴是全身筋的功能、精氣的會聚點，對抽筋、筋骨僵硬、痠痛都有特效，還是經聯合國世界衛生組織認定能夠調理習慣性便秘的主要穴道之一

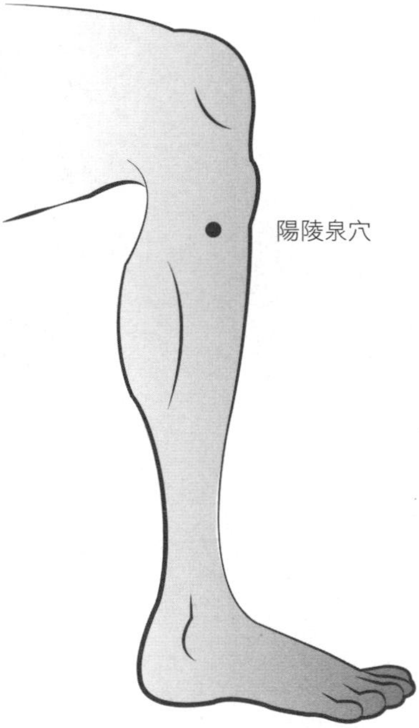

陽陵泉是八大會穴之一，為全身筋骨及精氣的會聚點，拍打此部位，對解決筋骨痠痛特別有效。

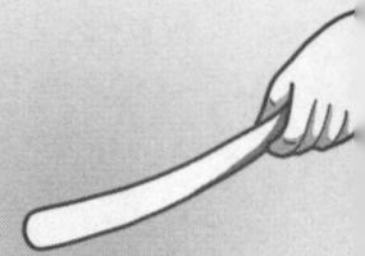

辟穀為什麼能調理身體？

辟穀源自道家養生法的「不食五穀」，是古人常用的一種養生方式。正確的辟穀為什麼能調理身體？我們先想想身體有一個存放能量的地方，有二個輸入能量的地方，一為消化系統（後天通路），一為氣的系統（先天通路）。氣的系統能吸、能排，主要透過身體上的幾個大穴和周圍環境交換能量。

以下只是概念性的說法，並非確切的數字，在閱讀時請注意。假設消化系統每次能夠輸入一百單位的能量，但是消化系統在消化時也需要消耗能量（假設需要消耗八十單位），那麼一加一減下來，每頓飯可以淨得二十單位的能量，而這二十單位的能量供應我們日常所需，用不到時就轉化成可以儲存的形式；用不夠時就會想多吃一點。

現在開始進行辟穀，本來每天要拿出八十單位的能量去消化食物，現在不用了，於是省了八十單元，從消化系統得到的能量是〇，所以總共得到了八十單位的可運用能量。通常辟穀時，氣的系統也會進行吸收能量的過程，假設過程中吸入十單位的能量，那麼，身體總共就有九十單位的能量可資運用。

相較於先前進食的能量，辟穀因為省下消化所需要消耗的能量，可資運用的能量大增了四．五倍，所以平時沒有辦法調理的症狀，現在就變得可以調理了，因為調理病症需要消耗很多的能量。再者，多年來身體累積了各種問題，但每次只能解決其中的一部分，所以可能每次辟穀產生的現象都會略有不同，甚至差別很大，不過都是在處理身體的病症。

那麼，我們的身體完全不靠消化系統（不吃東西），就只依靠氣的系統來提供能量（上文所述這類能量是十單位）是否可行？練功練到一定程度的人有可能達到這種境界，外表所呈現的就是「不用吃東西也能維生」這樣的情形。

談談「後天穀道閉，先天穀道開」

如何理解「後天穀道閉，先天穀道開」呢？這對某些人來說不是那麼顯而易見，此處嘗試用比喻方式闡述其含意。後天穀道，指的是經由腸胃吸收的這條能量通路；而先天穀道，就是直接吸收環境能量的管道，透過身體表面幾個比較大的能量通路，比如勞宮、湧泉、印堂、百會、玉枕、命門等穴道，直接和外界環境交換能量。

為了闡述「後天穀道閉，先天穀道開」這兩句話，我們先舉一個關於視力的問題來做譬喻。在視力的諸多問題中，有一種毛病稱之為「弱視」，我們假設某個人左眼正常，右眼弱視。因為左眼正常而右眼較弱，就會一直使用左眼，右眼得不到鍛鍊就會更惡化。矯正方法是將正常眼用眼罩遮住，強迫去使用較弱的右眼，經過一段時間後，較弱的那一眼就會逐漸達到正常視力的水準。

在這個例子中，正常的左眼，比喻的是後天穀道；而弱視的右眼則比喻先天穀道。這樣的比喻有以下的含意：

- 後天穀道和先天穀道都是身體本來就有的能量通道，都可以運作，只是我們太習慣從後天穀道吸收能量（左眼正常），而不太能察覺由先天穀道來的能量（右眼先天較弱，但是仍有視力）。
- 用眼罩遮住左眼，就相當於關閉後天穀道這條能量通路，也就是一般所說的辟穀。

此時就是強迫運用較弱的部分，使其漸趨於正常。

- 通常經過辟穀之後，兩條管道都會開通，在最極端的情況下，可以只依靠來自先天穀道的能量存活。

以上是對「後天穀道閉，先天穀道開」的闡述，以一眼弱視的治療方式來譬喻說明，讓讀者便於理解辟穀的意義。

對於「滿月前後三天進行辟穀」的看法

在這三天辟穀的原因和滿月有關，此時月亮反射太陽光線最強，也可說是月亮之氣最強的時刻。相較於太陽之氣，月亮之氣當然沒有那麼強，但滿月前後三天的月光特別皎潔，因此不論白天或晚上，辟穀都有純淨的氣源供應，不虞匱乏。

接著我想比較一下樹氣和月亮之氣的強弱。如果走在沒有樹的地方，可以明顯感受到月亮之氣的吸引，尤其是身體對氣很敏感的時候。但在靠近樹木時，則會轉而受到樹氣的吸引，也就是說，我們身體感受到近距離的樹氣強度，會略大於遙遠的月亮之氣（就總強度來說，當然樹氣遠不及太陽、月亮之氣）。

所以，修行的人常常會選擇在山上，尤其是側重於修練身體時，因為不同的樹會有不同的影響。對氣敏感時，我能分辨吸引或排斥內氣的力量，但是無法分清不同的樹氣對哪種臟器有影響。

經驗告訴我，會釋放或分泌微毒性物質的植物我會閃避，例如雀榕（有氣根鬚鬚那種）、姑婆芋等等。對於絕大部分的樹，比如小葉欖仁、樟樹、杉樹、松樹、柏樹、黃連木等，我都會受到它們強烈的樹氣所吸引，不注意就會撞上樹身！有一位朋友聽我說樹氣對人有益，就跑去抱榕樹，結果被「糾纏」了好一陣子。那麼爬榕樹有影響嗎？除非身體太敏感，否則不會有什麼影響。那位朋友就是對氣非常敏感，可以明確感知他人的身體狀況，遇見病重的人就會非常難受，所以他得要學會遮罩外氣。

最純淨的氣源就是太陽，所以目迎朝陽、目送夕陽對身體健康很有幫助，但千萬不要直視，以免傷害眼睛。除了樹木，盛開的花朵、初生的葉子、怒長的野草，散發的氣也都非常強。

總之，辟穀和喝薑棗茶的情形是一樣的，在滿月前後三天，因為日夜都能補充能量，此時進行辟穀是比較保險的方法。但如果身體補充能量的速度夠快，也不一定非要選月圓前後進行辟穀，只要周圍有樹即可，甚至無樹也沒關係！

三天短期辟穀心得

有的病是環境因素造成的，例如台灣環境濕氣重，就比較容易有過敏性鼻炎之類的病症，在溫暖乾燥的地區比較不易發生這種症狀；也有基因遺傳的病，例如墨西哥有一多毛症家族，族人全身長出濃密的黑毛；也有類似遺傳的病，例如高血壓、糖尿病。總之，病的起因推究起來還滿多的。

再談我個人有關的病史，母系病史是糖尿病，現在回想小時候的情形才發現，原來在我很小的時候就有糖尿病的前期徵候，因為只要有一餐沒吃或晚吃，手就會抖，嚴重時根本就無法抑制抖動，也無法思考，當時所知唯一的辦法就是立刻吃些糖。那些我叫阿姨、舅舅的親戚有很多都是因為糖尿病去世的，媽媽也是糖尿病患者，記得某年大年夜的時候，媽媽連椅子都坐不住，一臉煞白，好不嚇人。而今她是越活越帶勁，遺憾的是多年老友卻越來越衰弱，活動力快速下降。

父系病史是心律不整，老爹簡直可以說是九死一生，自小到大也不知遇到多少嚴重的疾病，隨便哪一樣都會要人命，他卻關關難過關關過，還活到九十幾歲。他傳給我的，除了為人處事之外，當然還有心律不整。整體來說，家傳的心臟很弱，記得讀大學時，體育要考一千六百公尺跑步，我卯足全力，八分多鐘跑完，到了終點，足足躺了半個鐘頭才能起身。另外有位同學，則花了六分鐘輕輕鬆鬆跑完全程，臉不紅、氣不喘，連心跳似乎都沒有加速。想起小時在田裡，一樣是追、趕、跑、跳、碰，為什麼身體還是那麼差呢？

我還有腹瀉、乳糖不耐症，小時候得過一次急性腸胃炎，整整三天全身都瀉光了，一杯水還沒喝完就從肛門流出，整個消化系統全面崩潰，兩眼也因缺水而凹陷無光，看起來就跟骷顱頭差不多。從此以後，我就很容易腹瀉，吃感冒藥會腹瀉、喝牛奶也會腹瀉，這也是我不太喜歡就診西醫的原因。至於中醫那些草藥就更難入口了，舉凡枸杞、人參、當歸等味道重的，我一律敬謝不敏。隨著年紀增長，這些毛病也與時俱進，直到四十幾歲終於爆肝。

交代完個人病史，進入正題，來談辟穀斷食。我第一次斷食是在參加醫行天下的培訓班時，五天四夜期間的三天規定要斷食。其實嚴格講那還不算斷食，因為白天喝薑棗茶，晚上還有充分供應沒油、沒鹽的蔬菜湯。所以一直想再進行一次斷食，而且是自己執行。團體進行有共同的目標以及團體的約束力，而自己單獨進行，考驗的是意志力。身邊的人紛紛提出「別再餓肚子啦」、「小心血糖過低」、「別虐待自己」、「有用嗎？」這類的意見，加上可以隨意取得食物的環境，難度可不低。

三天斷食下來，基本上算是一切正常（晚上沒有夢到食物），只有在第二天有一段時間手會有點抖，當然我也補充了一點糖分。第三天覺得精神飽滿，手也非常穩定，心臟跳動也很穩定。在靠近中午時，我刻意喝了一杯冰拿鐵咖啡，測試一下腸胃的耐受力（冰冷加上牛奶雙重考驗），結果是腹瀉了事，但是和平常腹瀉不同，並非爛泥狀，瀉完後沒有任何虛脫感。晚上我又做了更嚴格的測試，結果是又瀉了一次，規模更龐大，還是沒有任何虛脫的感覺，反而覺得神清氣爽，或許可以視為排毒。

最後一晚一夜好眠，睡前量體重是七四・六公斤，早上起床上完廁所，二話不說先量體重，看看在這最輕時刻的體重是多少？結果是七十三・三公斤。奇怪的是，那些消失的重量是什麼東西呢？難道會是一夜蒸發掉體內的水分？總結三天的斷食結果如下：

1. 血糖的調節能力？OK
2. 心律問題？OK
3. 腸胃問題有待後續觀察。

4. 身體整體狀況非常正常，第三天感覺神完氣足，彷彿提升一個等級。

5. 睡得很香甜，因為睡前沒有喝水，所以一覺到天亮，不會中途起來上廁所，甚至起床後也沒有特別的便意。

6. 去掉吃東西之後昏昏欲睡的時間，多了些清醒的時刻。

最後要提醒想嘗試辟穀的人：

- 辟穀前、復食前，請先和身體的腸胃系統打聲招呼。
- 要進行測試最好是待在家裡或家附近，以免發生讓你措手不及的事。
- 如果長時間斷食要有專家指導才行，以免危險。
- 我斷食比較隨興，並沒有什麼系統訓練或者師承，只能分享自己的個案，沒有辦法教導別人。

五天短期辟穀心得

再次辟穀五天，因為照常上班，走廊上遇到同事，談起辟穀，他一臉疑惑地問為什麼。我回答說是為了健康，他聽了一臉難以理解的表情。顯然，從某種觀點而言，我們的醫學教育還滿成功的。這次辟穀的心得如下：

斷食是為了健康，如果是為了減肥而斷食，終究是無效且有害的。為了減肥而斷食就像強迫戒斷某些習性，常常容易導致反撲，所以強制節食或斷食的結果，往往是以暴飲暴食告終。此外，身體不好千萬不要自己進行斷食，因為萬一發生意外狀況，如果不會處理就麻煩了。身體越虛弱，越容易引起氣衝病灶現象，處理不當的話，未蒙其利先受其害，得不償失。總之，一切要謹慎小心，不可莽撞行事。

斷食不是強行克制吃東西的欲望，而是一種自然的選擇，否則斷食期間一結束，反而容易暴飲暴食，求健康卻導致更不健康。這次辟穀五天只有一點飢餓感，並沒有什麼特別想吃的欲望。另一方面，斷食也不是餓肚子，而是在身心協調的狀況下進行的，必須注意起心動念以及身體反應。如果把斷食想成自虐或愚蠢的事，就千萬別斷食，因為想什麼通常就會得到什麼，也可以類比為「心想事成」。辟穀斷食的心態也很重要，而練氣到一定階段自然會少食。

特別強調，五天或七天以上的斷食必須有專人指導，因為涉及到腸壁脫落，重建腸道益生菌落的問題，如果是三天的短期斷食，只要注意別讓血糖過低。斷食若按吃或不吃什麼，可以分為：

- 不吃穀類：會吃點蔬菜水果。
- 不吃固體食物：會吃點流質食物。
- 只喝薑棗茶：注意虛不受補，太虛弱的人要斟酌，不可猛喝猛灌。
- 只喝水：要注意血糖問題。
- 水也不喝：最嚴格的斷食，但如果是強制性的抑制喝水欲望，一旦喝上第一口水，將會一發不可收拾。

那麼，辟穀可以調理疾病的原理是什麼呢？身體在進食期間必須花費許多的能量完成消化吸收，一旦斷食，原本身體必須極度關注的事情可以暫時不用關注，於是系統就能將更多能量用於診斷、修復缺損或排除淤堵。

以心律不整來說，致病原因很多，其中一項就是身體的負荷超過了心臟供血的能力，好比騎腳踏車時，在平地騎沒什麼事，等到騎上坡路就容易產生滑脫現象，這種滑脫現象相當於心臟的心律不整。因此當身體負荷減輕，心臟供血不太吃緊的時候，心臟跳動會自然恢復正常。

再如查不出病因的皮膚潰爛，其中可能原因之一就是身體裡的廢物必須排除體外，而且只有能力排除卻無法清運，就像工廠裡的廢水處理，只能勉強把污泥挖出來，要想再進一步處理就力有未逮。在辟穀時，會斷絕新的污染源，也有更多的能量可以處理身體的異常狀況，如果還能補充適當的能量，例如薑棗茶（薑升陽氣，紅棗補元氣，糖直接補充能量），那麼會更有效率地處理廢物。結語如下：

- 團體辟穀遠比一個人辟穀簡單，也更安全。
- 在專設場所辟穀比在一般辦公場所辟穀簡單，因為有共同的認知與態度。
- 氣不足者辟穀必須有專人指導，練氣到一定階段自然會少食，辟穀也就相對簡單，主要是克服生活習性。其實，如果練氣到一定程度還按照一般人的飲食習慣，那麼身體會因為過多的食物無法處理，而必須加大排除的作用（吃下去的東西大部分都會拉出來，因為身體不需要），如果排不乾淨反而有產生腫瘤的可能性。所以最好的辦法就是注意自己身體的變化，視情況少吃點。

七天斷食紀錄

斷食前一天是預備日，先通知腸胃系統，何時開始辟穀、歷時多久，在過程中還要繼續提醒，以免分泌無用胃酸而損傷身體。

第一天

- 上次辟穀第一天傍晚到第二天早上手會微微抖動，這次完全沒有手抖的現象，感覺氣很足、很穩定。肚子有點飢餓感，但因為先告知過胃，所以沒有一直咕咕叫。
- 辟穀是降低癌指標最簡易有效又快速的方法，如果再能配合拉筋拍打效果更佳。現代人飲食中的毒素太多，辟穀是清理體內毒素的簡單方法。原則上，七天之內的辟穀無需太講究。

第二天

- 手仍然沒有發抖現象，也確認了血糖的調節能力。
- 飲用冰涼柳橙汁一杯，未引起腹瀉，調節冷熱的能力優於上次辟穀。

- 沒有任何不舒服，稍微有一點飢餓感，拍打時手勁略小。
- 照常參加例行拍打聚會，略感乏力。

第三天：很正常，無任何異狀。

第四天

- 早晨輕微腹瀉，把早上起床後喝的茶、咖啡都瀉掉了。據說咖啡與茶有刺激性，看來可能是真的，最好的飲品還是溫開水。
- 中午參加同事聚餐，眼睛看著滿桌的菜餚，嘴裡含著保溫杯裡的山薑糖塊，心裡想，在專辦的斷食營裡可遇不到這種考驗啊！
- 今天覺得頭有點不舒服，傍晚時自我檢討了好久才發現，原來我沒有吸收鹽分，電解質不足，難怪腿部某根肌肉會不由自主地跳動。經補充電解質後已經恢復正常，評估可以繼續斷食。
- 晚上幫一對母女與兩歲半的小朋友拍打，感覺完全正常。

第五天

- 飲用一杯山薑糖水加上一瓶蔬果汁（冷飲測試並補充鹽分）、兩顆話梅（補充鹽分）、一罐咖啡、一杯茉莉花茶，變換一下口味，還真喝了不少東西。
- 今天沒腹瀉，整天精神都不錯，去後山走了一趟，呼吸新鮮的空氣。

第六天

斷食第六天早上一切如常。有些事，一次也不能嘗試，例如吸毒，有些則可以反覆測試，例如喝咖啡。這天再測試咖啡的刺激性，再一次驗證了「斷食期間避免喝咖啡」之必要性。其實平常除了主食，零食也應少吃，特別是現在黑心食品這麼多。為什麼要斷食？肯定的是，沒有人會沒事找事做，原因大致如下：

- 斷食可以直接驗證身體調節機能的狀態，可以肯定的是我現在的狀況比上次辟穀五天更好，整個過程完全沒有手抖現象。但是離真正健康的身體依然還有一段距離，要遠離財、色、名、食、睡的誘惑可是很困難啊！

● 斷食不是為了減肥，真正要達到燃燒脂肪的效果要超過十天。但是超過十天的斷食有潛在的危險性，如果無專人指導貿然長時間斷食，可能有生命危險。

● 斷食能有效降低致癌風險，林孝宗教授以親身經驗告訴我們，少食是降低癌指標最有效的方法，三餐之中少吃一餐就很有效。

● 斷食讓辛苦多年，從不休息的腸胃系統有個喘息的機會，讓身體有餘暇去清除其他部位的淤堵。

雖然隨時都可能因突發狀況而停止斷食，但是到現在為止一切如常，身體很暖和，也幾乎不用特別採氣。除了不用在吃飯時間急急忙忙覓食之外，傍晚時躺在客廳長椅上聆聽瓊英卓瑪（國際知名的梵音歌者）的歌，一下子就進入氣功態，直到夜間七點半。晚上去龍騰體育館散步，感覺氣很旺盛，打了一趟不像太極拳也不像少林拳的自發功拳路。打完拳之後又折返跑好幾回，然後才終於停止。這是斷食以來第一次進入較強烈的發功狀態，百會穴似乎也有氣要往外衝的感覺。

第七天

- 昨晚和今天下午都進入較強烈的練功狀態，據說這幾天的能量很強。
- 七天斷食結束，開始進食，總計吃了一碗細麵、一罐養樂多，散步時吃了點天婦羅，回家又吃了塊蛋糕（好像吃太多了）。
- 是否進食，感覺差異不大，這也許表示身體的適應能力比以前好很多，即使幾天不吃固體食物也能（近乎）正常作息。本次實驗結束！

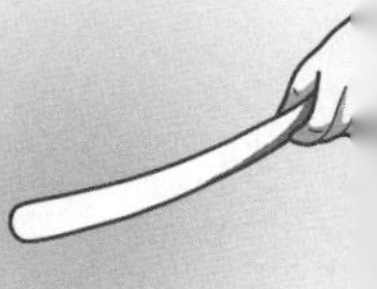

跑步要越慢越好？

以下的談話是以內人二十多年的跑步經驗與成果為基礎，她二十九歲那年，體力非常差，小學操場走三圈就受不了。以前她是全家身體最弱的，經過二十幾年的慢跑，現在是最健康的（包括身心兩方面）。因此她的經驗或許有參考價值，當然，基於經驗者必受限於經驗，以下所述，僅供讀者參考。

人體裡有兩種與運動相關的肌肉：速動肌與緩動肌。速動肌收到神經脈衝訊號時會快速反應，但是會產生乳酸，就是那種跑完之後痠痛感的來源。緩動肌反應較慢，但是不會產生乳酸，所以跑完之後不會有痠痛感。更深入地詢問，慢跑和快走不同嗎？的確不同，概略比較如下：

- 慢跑有震盪臟腑的效果，快走沒有或不明顯。

- 慢跑消耗的熱量大約是快走的兩倍，因此有很好的減肥效果。
- 慢慢跑不會累，適合所有年齡層。
- 慢跑是很好的練氣方法。

慢跑的優點很多，可以調理許多慢性病，尤其對氣喘這類呼吸道的疾病有很好的效果，但是要實施很久之後才會看到成效。據說慢跑族群少有癌症患者，因為毒素都排光了。

禪跑

簡單講，禪跑就是專心一致地慢慢跑，跑步時心無雜念，眼睛只專注於眼前一公尺的地方，配合心跳呼吸，心無旁騖地慢慢跑。禪跑要慢慢跑，要慢到什麼程度呢？跑步的速度以跑三十分鐘至一小時不喘不累為原則，這是自己和自己跑，不用比速度，但要注意地面是否濕滑，否則滑跤就麻煩了。學校的操場跑道就挺適合，實際上的速度則因人而異，有時候比走路的速度還慢。

跑步時應先熱身，以學校操場為例，大約走八圈後再跑個十圈，再走兩圈當作緩和運動，整個過程大約一小時。剛開始體力不足，可以只是走路，也不一定要二十圈，體力很差的可以從三圈、五圈慢慢增加，等到體力轉好之時，再慢慢將走路替換成慢跑（或禪跑）。

哪些人適合禪跑？禪跑對身體狀況的要求極低，大概能走路就能禪跑。禪跑有什麼作用？大約有以下幾點：

1. 禪跑的速度很慢，因此不易產生肌肉痠痛的問題。

2. 禪跑可以鍛鍊心肺功能、肌肉、內氣、精神，是一種全面性的調理方式，而心肺是物質人身的動力之源，經由循序漸進逐步加強心肺功能之後，慢慢增強體能，體力會大幅提升。只要堅持實施，對於身體虛弱的人而言，會有非常明顯的改善，這好比將電池的容量慢慢擴大。對身體虛弱的人來說，禪跑是很好的養生方式。

3. 會出汗，大量排除體內的毒素，水濕重的人會發現大量排汗後，濕疹就逐漸消失了。

4. 禪跑到一定程度會產生腦內啡，能夠消除生活、工作中的緊張情緒，讓人有一種幸福快樂的感受，而且容易入眠，睡得沉，對於減緩或解除憂鬱症狀很有幫助。

5. 禪跑是自己與自己的對話，跑到最後可能進入一種渾然忘我、不知時間流逝的狀態，故名禪跑。

禪跑可以替代拍打嗎？答案是不行，身體淤堵的痧用拍打方式排除最快速。身體過於虛弱時，不易將痧推出體外，但是禪跑可以提升身體的健康程度，所以可以提升排痧效果。

禪跑可以替代拉筋嗎？也不行，因為拉筋並非鍛鍊肌肉或心肺功能，主要是增進血液與內氣的循環。此外拉筋不會跌倒，這點來看就比禪跑更安全，而且拉筋在室內，不必考慮下雨問題。有意者或許可以考慮拉筋和禪跑並行或輪流實施。

有人說晚上可以跑，有人說晚上不能跑，有人說這要看情況。現代人因為生活形態改變，多半晚上才有空，既然生病時不分季節、時辰，當然也可以考慮晚上跑步。晚上適合跑步的時間大約是七點至九點，這是心包經當令的時刻，此時太陽已下山，不會太熱也不易曬傷，地面仍有餘溫，路上還有行人，安全上較無問題，也可以選擇有警衛保全的學校操場，或是室內跑步機。

談談平甩有什麼作用？

平甩功是梅門的李鳳山師父推廣的功法，網路上很容易找到示範影片。這個方法簡單易學，若能正確實施，持之以恆，功效非常宏大。這裡只是提出我個人的看法，野人獻曝，謹供參考。

首先要說明，所有練氣的方法都要求「鬆」，在能維持身形的最低限度之下使用肌肉，盡可能全身放鬆。第二要求「慢」。這是因為氣走得很慢，太快了，練氣的效果不容易出來，所以平甩、太極、禪跑等運動都要求鬆、慢。

接著講手部動作要領，平甩的「甩」就是要領！肩、肘、腕關節都要放鬆，肌肉只做最低限度的使用，想像手如鐘擺那樣，自然擺動。要認真體會甩，這和拍打的要領完全相同，所謂一通百通，這就是了。這樣，手部的經絡就都鍛鍊到了。另外，甩的動作使血液湧向末梢，故初期手掌或是身體比較不通的部位也可能有痠麻脹癢痛各種感受，如果感到哪裡堵著難受，就趕緊針對已經精準定位的目標進行拍打，事半而功倍。

接著講腳。同樣的，在能維持站立的前提之下盡量放鬆肌肉，在第五下甩手配合下蹲，要有點像彈簧那樣，帶點彈性，手向後時腳彎一下，手向前時再彎一下。髖、膝、踝關節都要放鬆，下蹲時，不用蹲很低，但是也不能蹲太高像沒蹲一樣。太低，太難；太高，沒用。練習時，專心體會手腳身的協調，與呼吸的協調，全身的協調。

那到底要蹲到什麼高度才算適當呢？最簡單的衡量方式就是練習一個小時，不累會流汗，這樣的高度最適合。這可以保證新鮮血液能夠充分的滋養身體的每一個部分，提供必要的氧氣與養分，雖然簡單卻功效宏大。正確實施，應該會進入一種渾然忘我的狀態，當然，這不容易，對大部分的人來說，這只是可遇不可求的特殊狀態，可以說是一種「動中禪定」。

光腳踩地，大有用處

光腳踩地有平衡體內電磁環境的作用，根據潘念宗醫師所說的，腫瘤部位的磁場強度可高達數萬高斯（高斯是磁場強度單位），正常值僅數十高斯。有效接地就和家裡的電器接地一般，能夠將機具的電荷有效排放到地面。

光腳踩在太陽曬過的地面，能量能夠經由湧泉穴傳入腎經，在無形中強化腎氣。許多的失眠症患者，最典型的原因就是「心腎不交」，腎氣弱而心火過旺，腎水調節心火的能力（水剋火）不足，所以失眠。當腎氣足時，調節心火的功能正常，失眠症自然逐漸消失。

關於光腳踩地的功效可以參考Lilianna的分享文章，這也是潘念宗醫師提倡的方法。無論什麼方法，知道了利弊得失，才有可能趨利防弊。如同慣例，個人意見僅供參考，請自己審慎抉擇。

注意事項

1. 柏油路面、木地板等傳導效果不夠好，尤其是柏油路面還容易傷腳，水泥地面過熱，也不是個好選擇。最好的是光腳踩在泥地、草地之上。
2. 泥地可能藏有鉤蟲，會由腳趾縫隙鑽入人體。所以不要停留於一地，保持走動可以避免這種問題。幸好，一般都不會發生這類問題，別太緊張，只是要提醒大家，無論任何方法都要考慮周詳之後再實施，只知其利而不知其弊，這樣會引起不必要的危險。
3. 草地上要避免踩到有硬刺的植物，例如薊馬、含羞草，還有玻璃碎片等也都要避開，所以要慎選場地。
4. 時間大概以三十分鐘為準，可自行調整時間長短。能夠配合下列補洩原則就更好了：目迎朝陽→補，目送夕陽→補（光腳踩地時，補洩會自動進行）。在日出日落這兩個時段，適合人體吸收的紅外線比較多而容易傷身的紫外線比較少。

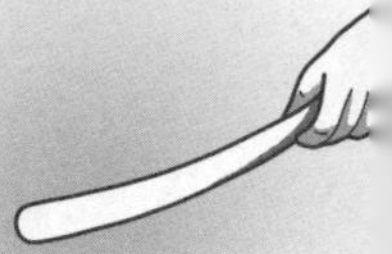

做好呼吸也能養身體

大家都會呼吸，但是用呼吸來鍛鍊就不是人人都會。這裡提出一個關於用呼吸鍛鍊的觀點。

先來談空氣的成分：主要是氮氣，約七八％；氧氣約占二一％。吸入再呼出來的空氣之中，氧氣大約被吸收了五％。這樣一算，呼出來的空氣裡就大約還有一六％的氧氣含量。為什麼沒有完全被吸收呢？因為吸收的過程是靠擴散作用，交換過程需時較長，不會瞬間吸收。

一般人都習慣用胸式呼吸，特徵是呼吸時胸部會上下起伏，這樣的呼吸大約只用了肺的三分之一，這也是氧氣吸收效率低落的原因之一。而身體的許多病都是因為寒氣，寒氣又造成血液循環不良，從而導致缺氧，產生種種病症。

因此，可以設計一種呼吸鍛鍊法，以有效提升血氧含量，設計的方向有二：

- 盡可能運用肺的全部，這就是腹式呼吸法。
- 盡可能拉長空氣的停留時間，這就是閉氣法。

不同門派的要求事項可能略有不同，不過基礎原理相同。對於行動不便的人，可以考慮採用這種呼吸鍛鍊法來改善身體狀況。

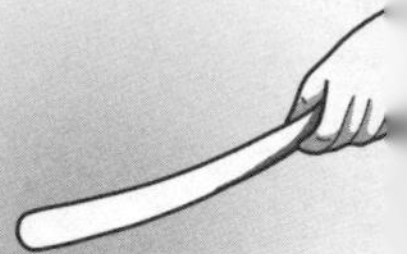

八段錦的練習要領

八段錦就是鍛鍊身體的八個動作，動作如錦緞般優美，故名之。這也是一種很簡單但功效宏大的健身功法。

八段錦流傳久遠，因而流派眾多，名稱各異，要求也都不一樣。以養生為目的人，可以參考王剴鏘醫師的著作《八段錦自癒療法》，至於其歷史演變以及其他功法請自行參考相關內容。以下根據自身練習的經驗，略述八段錦的練習要領。

第一式：雙手托天理三焦

顧名思義，這一式主要是疏通三焦經，但是同時也會調理到其他的經絡，特別適合久坐辦公室的人！首先雙腳約略與肩同寬，腳掌約略平行，雙手掌心向上，置於小腹外側，懸空，放鬆。

緩緩由下而上，掌心自然翻轉朝天，要訣是手掌和手肘要盡量呈九十度角。這是關鍵，如果沒有注意這一點，就只是在做手部活動，和練氣扯不上關係。依派別不同，有的雙手手指交叉，有的不交叉。動作正確的話，應該會有一點點吃力，撐個二至三分鐘之後，再依反方向，將雙手回復至小腹位置，完成一個循環，建議做一、三或六個循環為一單位。

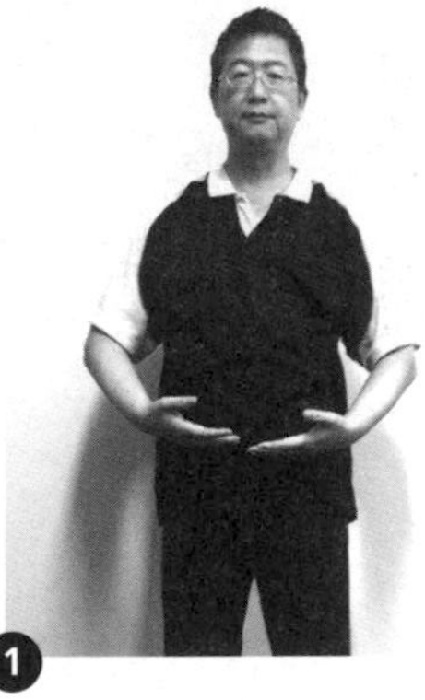

1

●雙手約略置於小腹。

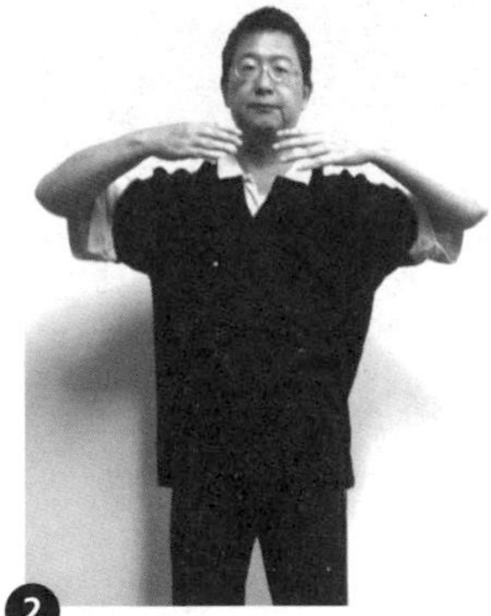

2

●同時上舉，手自然翻轉。

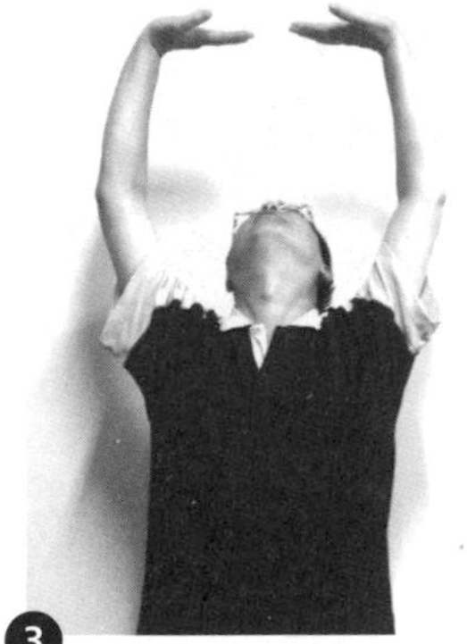

3

●抬頭仰望雙手掌背；定。

第二式：左右拉弓似射鵰

動作要點是拉弓弦的手在外側，比如右手在外、左手在內，做動作時，右手向右後方拉動，要想像手在拉千斤重的弦一般；左手則向左推出，拇指、食指盡量垂直於手臂，要有拉到筋的感覺。這是鍛鍊大腸經與肺經，古人云：「肺主皮毛。」皮膚、呼吸道有毛病的人可以多多鍛鍊！

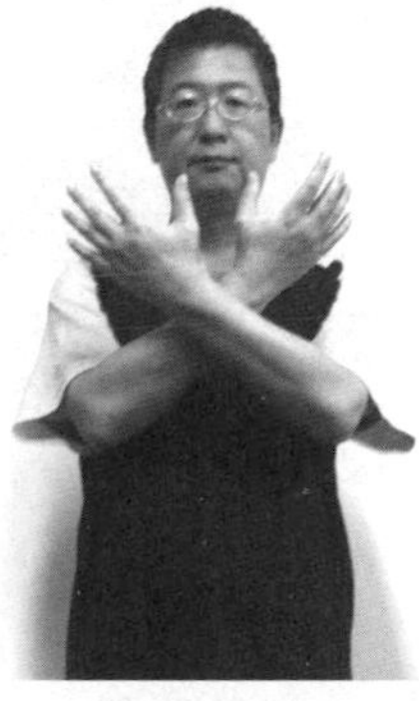

1

●雙手交叉於胸前。

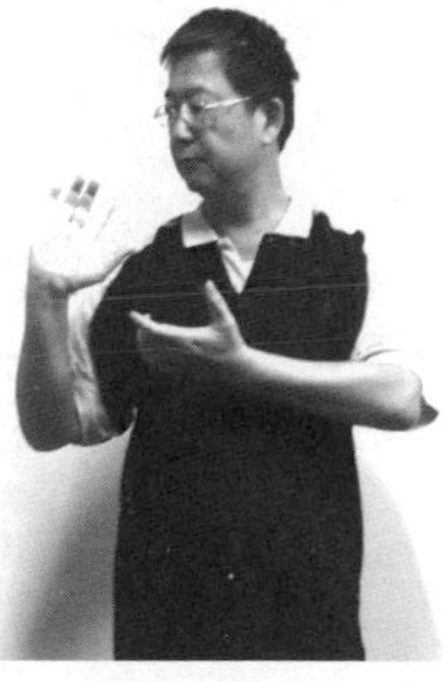

2

●一手拉弓向後，一手持弓向側面推。

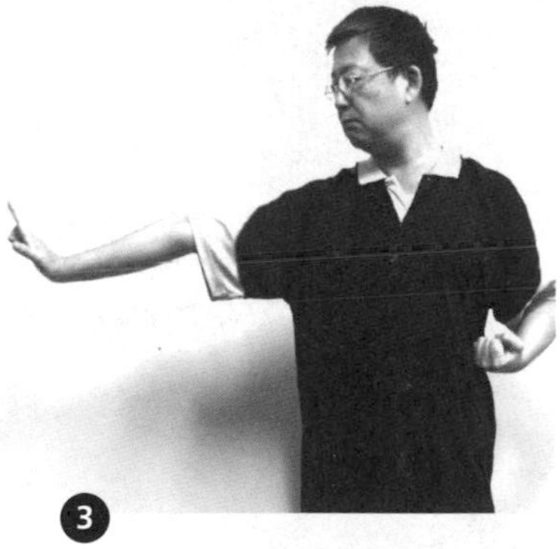

3

●拇指、食指要用力撐開。

第三式：調理脾胃單舉手

同樣的，兩腳平行張開約與肩同寬，以右手舉起、左手放下為例。首先，舉起的手（右手）在下，掌心向上，左手在上，掌心向下。然後下面的右手緩緩向上舉起，上面的左手緩緩放下，有點像是戲台上的「亮相」動作。

動作要點：不論上舉或放下的手，手肘都要略彎向內，五指張開、撐直，掌與手盡量呈九十度，感覺手指上的筋有被拉到的感覺。右手指尖朝左，左手指尖朝前，略向內扣。頭順著右手指尖的方向朝左看，這樣可以扭動脖子的頸關節。

正確的話會覺得有一股氣撐著，等氣變弱了，自然回復到右手在上、掌心朝下及左手

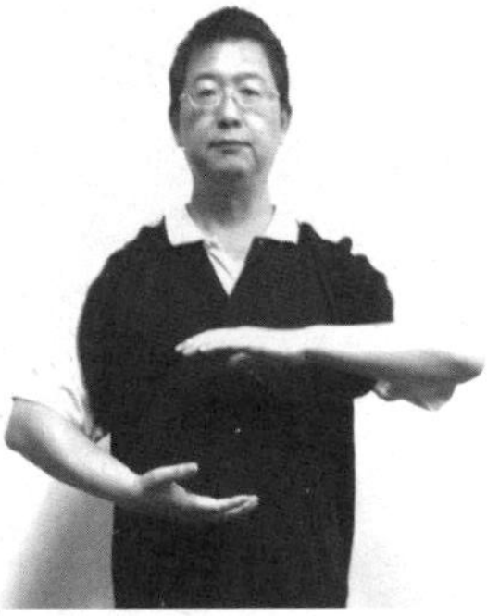

1

●雙手掌心相對，上舉手在下，掌心朝上。

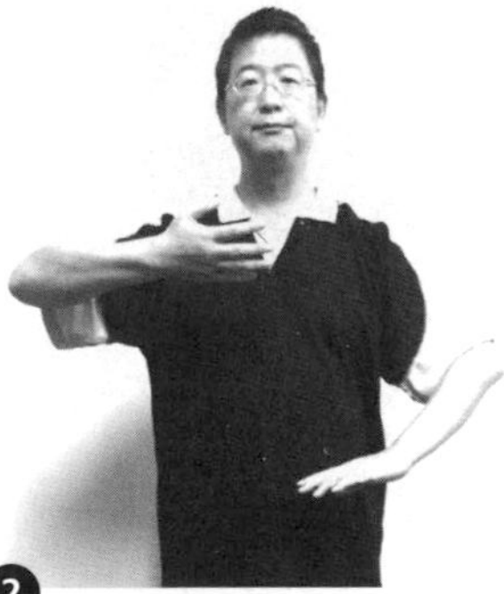

2

●緩緩移動雙手並自然反轉。

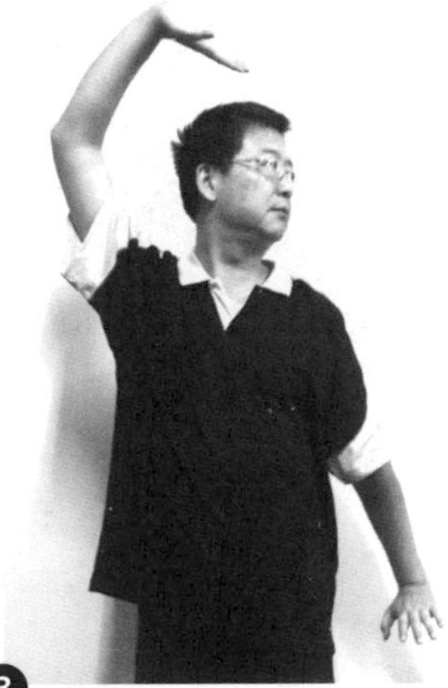

3

●注意雙手的手腕都要往內扣，頭朝側面看。

在下、掌心朝上，這樣就完成了一半。左右手各進行一次算完整的一輪。在呼吸方面，自然呼吸就好，能夠自然地進行腹式呼吸更好！

第四式：五勞七傷往後瞧

這一式相對簡單，首先雙腳平行，與肩同寬，轉動膝、胯、上身、脖子，盡量讓雙眼直視正後方，雙腳掌必須緊貼地面。看一陣子後，再轉向另一個方向。如此反覆一、三、六或十八次，視情況而定。

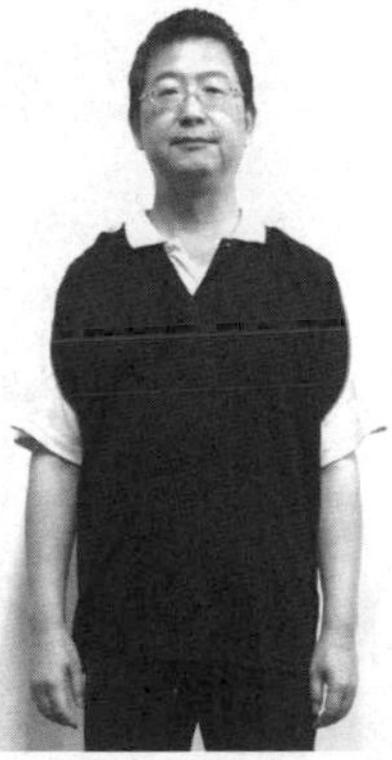

1 雙腳站立，雙手自然下垂。

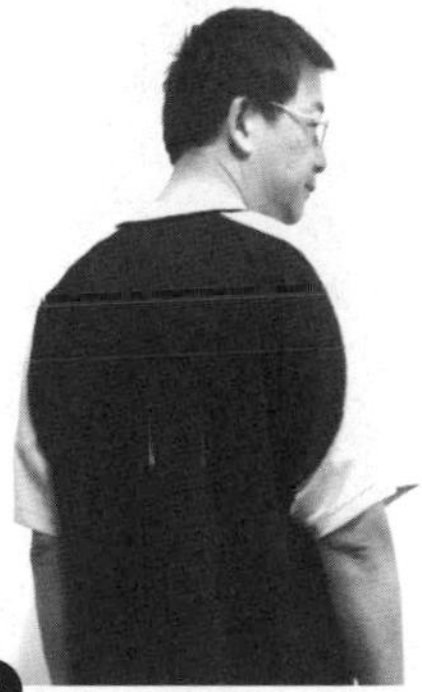

2 腳掌不動，身體慢慢向後轉

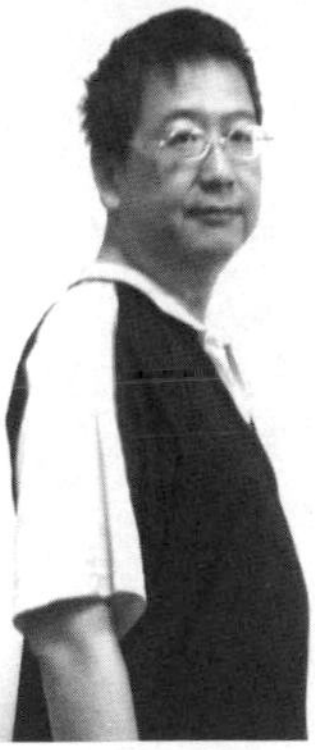

3 盡量轉到雙眼朝向正後方，撐一下子。

第五式：搖頭擺尾去心火

這一式，我練習的方式和大部分人練的似乎不太一樣，還是說說，僅供參考。首先，兩腿張開一點，大約是肩寬的兩倍，大腿部分盡量呈水平，就像是蹲馬步那樣。雙手輕鬆按在雙膝位置上，此時身體略微前傾，頭部保持正直，面朝前方。以頭部帶動身體，轉的時候先略微向下，以弧形方式慢慢轉向右邊。最終，頭部面向右方，上身保持正直，不要前傾。

動作正確的話，會自然將氣往外壓而出聲，動作不正確就不會有呼氣的動作。撐一陣子，自然回復成開始的姿勢，就是雙手放在膝蓋上的姿勢。向左移動的要領也一樣。

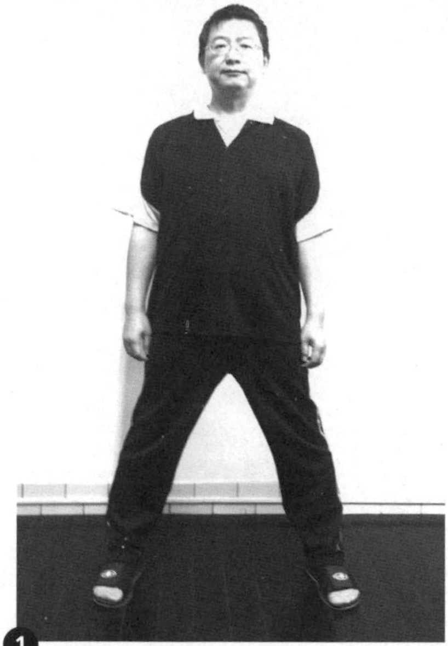

1

●雙腳張開一大步。

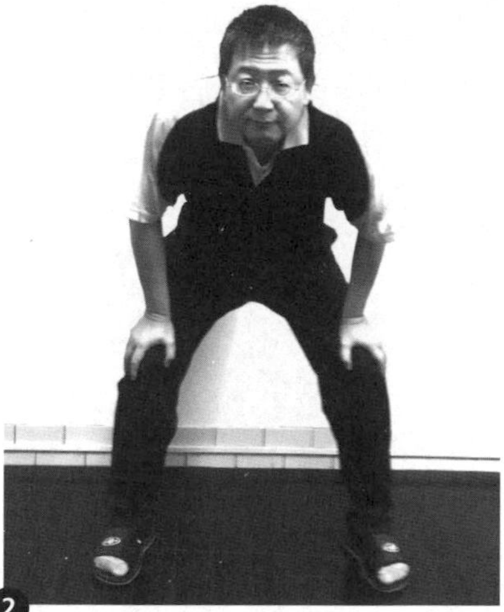

2

●雙手扶在膝蓋前方，上身微向前傾。

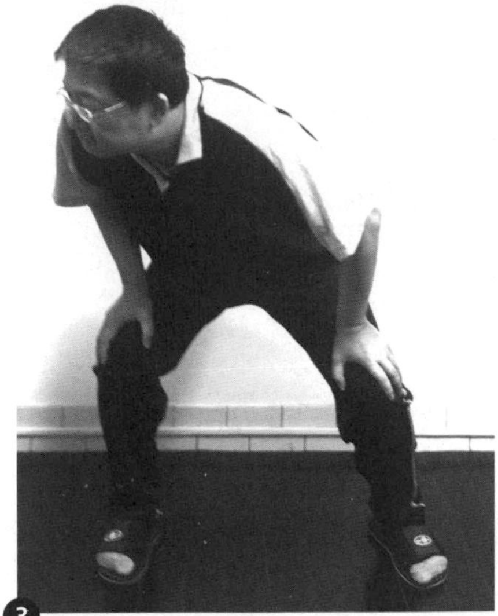

3

●腳掌固定，慢慢轉身。

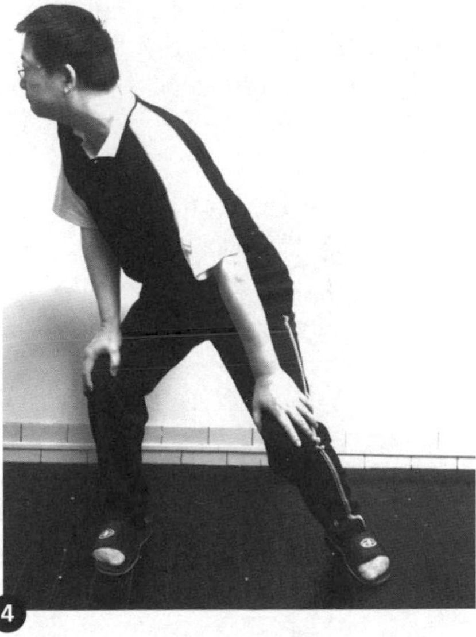

4

●上身逐漸由前傾，轉而向上挺直。

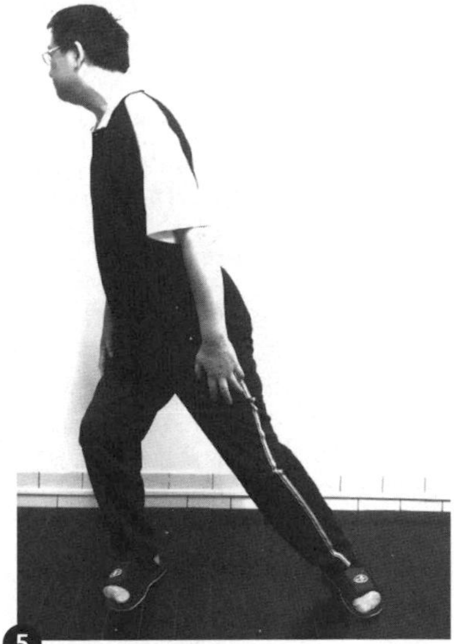

5

繼續上挺。

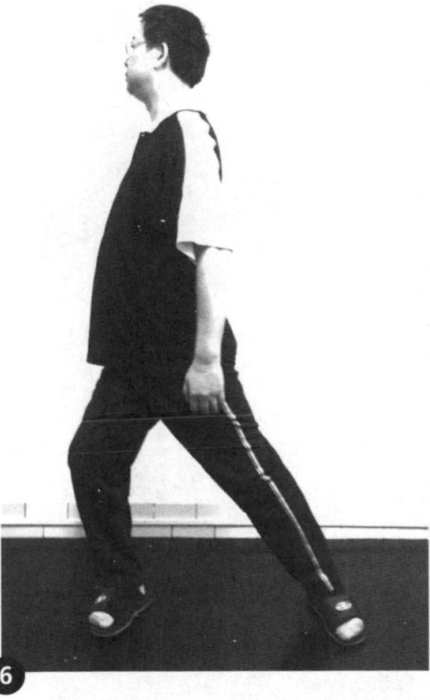

6

●挺至小腹略微凸出，自然呼出肺中濁氣。

第六式：雙手攀足固腎腰

這和大家練的一樣，只要注意，彎腰攀足的時候一定要撐一下。這算是拉筋，所以經常拉這條筋的人可以略去這個動作。

第七式：攢拳怒目增氣力

雙腳張開略與肩同寬，雙手緊握拳，同時向前方擊出。在出拳的瞬間，吐氣開聲，然後張開手指，轉動手腕，緊緊抓住一條無形的粗麻繩。想像繩子的大小和小手臂差不多粗，要覺得好像手裡真的緊握著那條粗麻繩一樣，用力往回拉。動作正確的話，會覺得非常費力，雙手慢慢回復到腰際位置。

其餘依次是向上、向兩側、向下，全部做完算一輪。這個動作比較累，大概做一或三或六次左右，請自行斟酌。

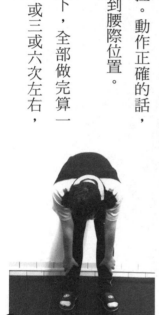

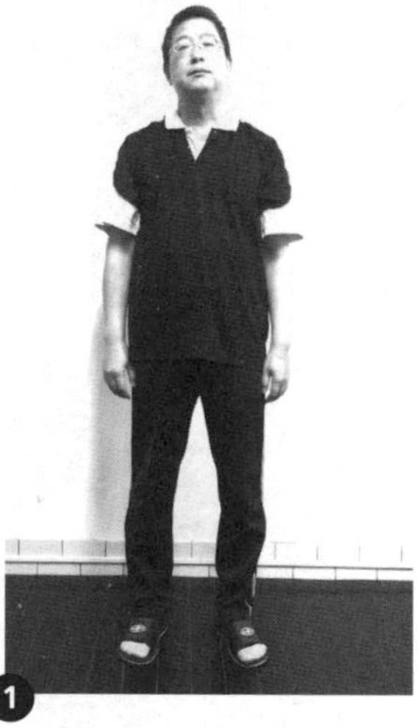

1 自然站立。

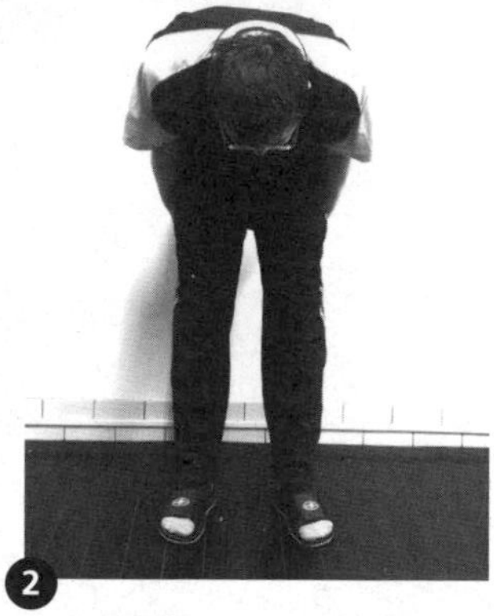

2 雙手按摩腎部，按摩完自然下滑。

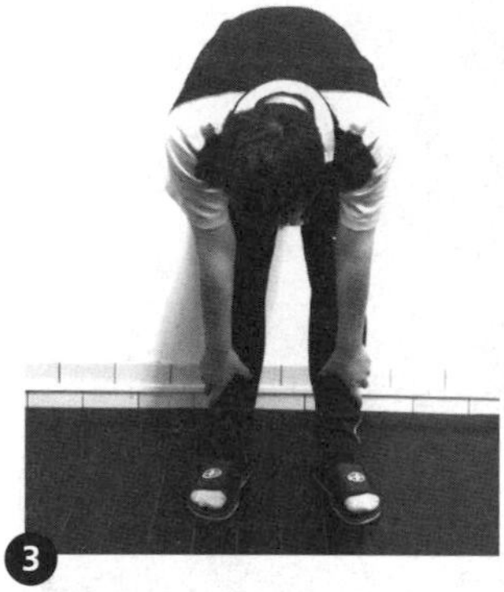

3 雙手自然移至前方，盡量向下，有拉筋的感覺。

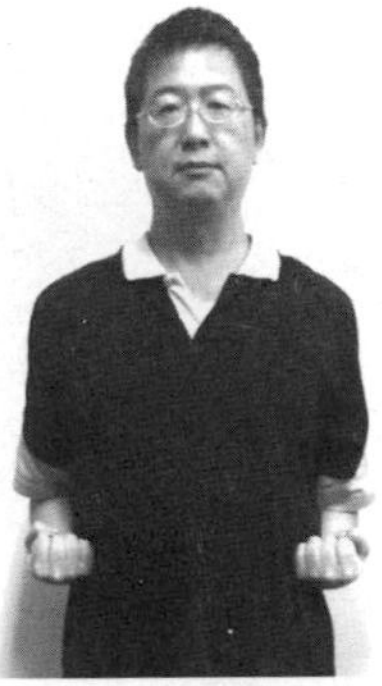

❶ 雙手握拳，置於腰間。

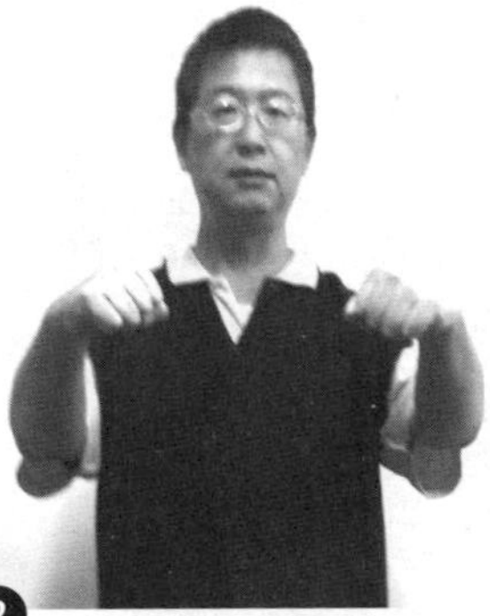

❷ 出拳時，要注意轉動拳面。

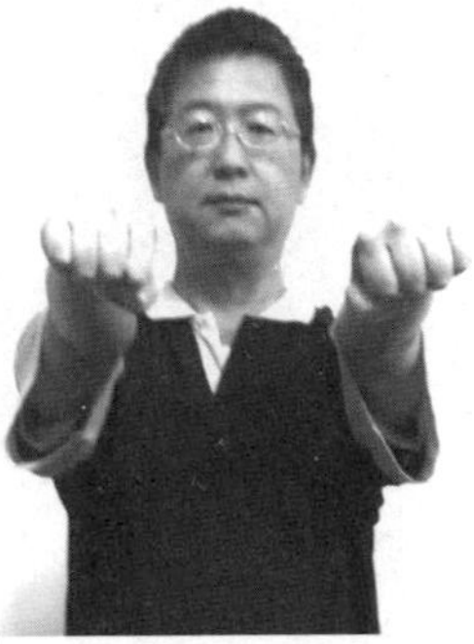

❸ 瞬間擊出拳並完成轉動，拳背面朝上。

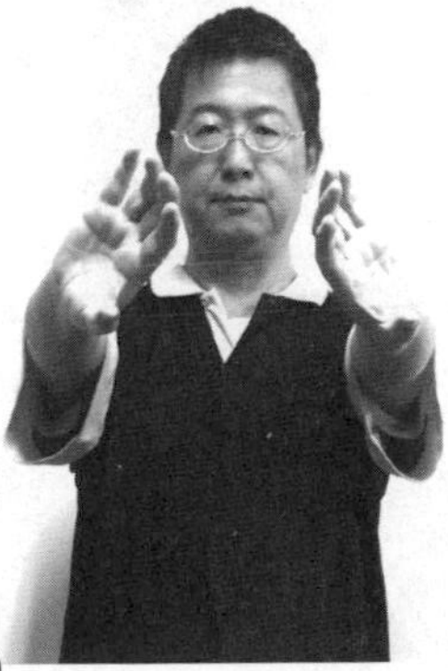

❹ 收拳時想像手握一條粗繩。

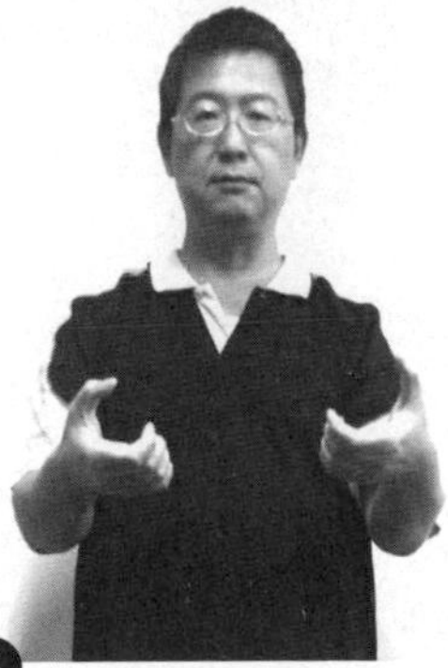

❺ 用力將繩子向腰際拉。

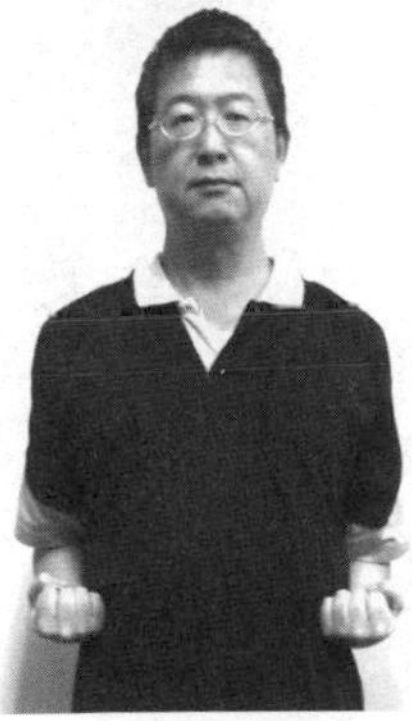

❻ 雙手握拳回復至原位。

第八式：背後七顛百病消

這一式很簡單，就是靠著震動，讓臟腑受到輕微的按摩效果。雙腳平行略微張開，不必與肩同寬。後腳跟提起，然後瞬間自然墜下，腳後跟輕微撞擊地面，撞擊瞬間，自然呼氣。

要點是：腳跟踮起落下觸地的一瞬間，膝關節要打直，而非微曲，全身都要放得很鬆。這是因為動作本身力量很小，將膝關節打直，力量能夠直接傳遞到頭部，起到震動全身的效果。當然，五臟六腑也必然受到輕微的震盪，操作正確的話有按摩臟腑的功效，也能夠透過震盪方式將鼻塞時的異物排出，大概做六、十八、三十六或六十次。

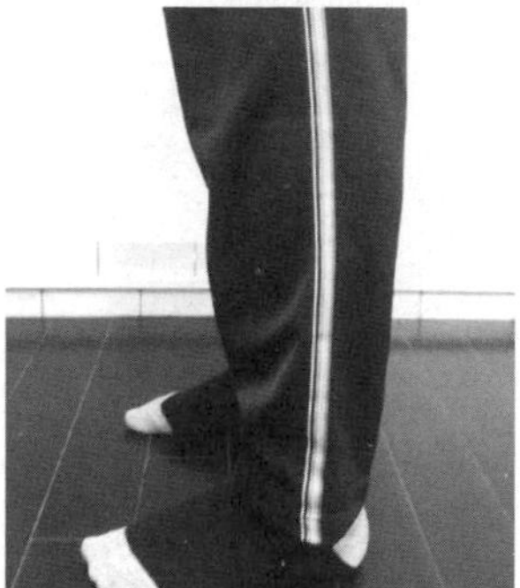

1 腳掌平貼於地面。

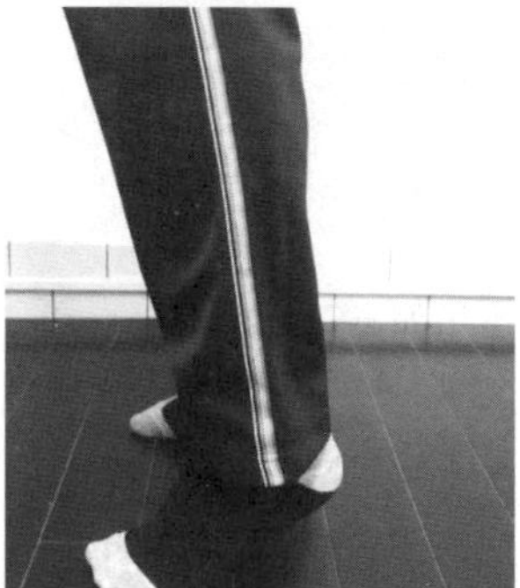

2 腳跟踮起至最高點。

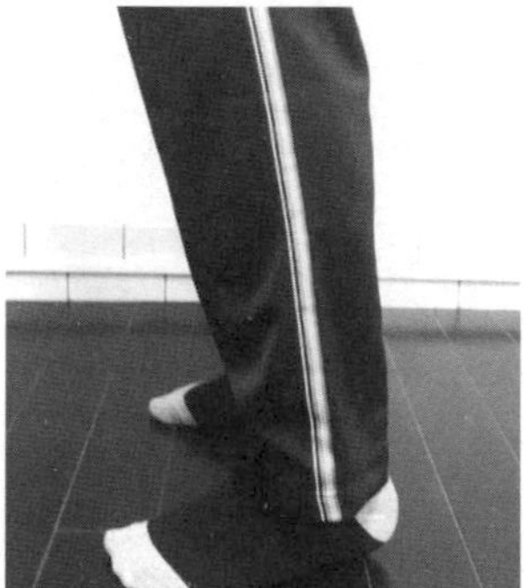

3 瞬間放下腳跟，膝蓋打直。

一個凡夫的拍打傳奇

凡夫的確很平凡。他是一個在大學教書的普通老師，也是一個曾經身患疾病的普通病人。但他又很不平凡，因為他不僅給自己治好了各種病，而且給無數人治好了醫院久治不癒的病，從常見病到疑難雜症都有。他還用業餘時間教會了無數人用拍打拉筋自癒。更不凡的是，作為科學家，他治病用的方法不是所謂科學方法，而是很簡單的拍打打，根本就不是醫療行為，在台灣被稱為民俗療法。

從凡夫的平凡行為中我們看到了非凡，但這非凡還只是表面，因為其非凡之中還隱匿著更加非凡的特質，我們姑且稱之為傳奇吧！凡夫的傳奇特質之一就是能與神對話。自從修煉氣功和拍打拉筋之後，他就開始不由自主地與更高次元的存在對話。西方世界已經出版了不少如《與神對話》這樣的書，但凡夫的對話不是與某一個神對話，而是與諸神對話，而且東西方的諸神都有，從西方的耶穌、聖母瑪利亞，到東方的佛陀、藥師佛、觀音菩薩等等，各類高靈紛紛出來用他的嘴講經說法。更奇妙的是，東西方的諸神都以不同方式講解了醫道，而且很具體地講解了為什麼現代人應該用拍打拉筋來自癒。在與其對話的高靈中，清代名醫葉天士對醫療問題講得更多、更實際，他用現代人能理解的方式清晰闡述了經絡不通和拍打拉筋的原理。這些彷彿天方夜譚的與神對話被錄音編輯後，已經用《與諸神對話》為書名在台灣正式出版，並接著出版了續集，在海內外激起很大迴響。毫無疑問，凡夫從與高次元存在的對話中得到了很多靈感和啟發。想了解宇宙高靈或諸神如何看待拍打拉筋自癒法的人，可參考這兩本書。

雖然有與神對話的傳奇，但凡夫的非凡之處卻不是因為傳奇，而是因為其平凡。這本《經絡拍打基本法》就是他這幾年實踐拍打拉筋的心得分享集，其中毫無任何神秘、神蹟、傳奇色彩，更看不到絲毫的怪力亂神，只有樸實無華的分享。他並不因為自己是科學家而小看這簡單至極的民俗方法，相反的，他充分利用科學知識解讀拍打，而且用心領悟拍打，反覆在自己和親友身上實踐拍打，並無私地跟大家分享心得。顯然，這本書是對《醫行天下》和《拉筋拍打治百病》的遙相呼應，從更多元的角度解開了拍打拉筋之謎，對正在全球興起的拍打拉筋群眾運動將起到很好的促進。

首先，作為科學家，他巧妙地應用更多的科學語言、知識、圖片來解讀拍打，比如用牛頓的力學定理、萊布尼茲的微積分原理、數學公式來解析拍打原理。這對無數受科學教育成長的人群提供了一種更易理解的語言、符號，極大便利了拍打拉筋自癒法的傳播，加速了拍打拉筋運動的全球化。

其次，他大量運用了中醫和易經中的經典理論和概念來解析拍打，比如子午流注、經絡、穴位等等，其表達方式通俗易懂，巧妙銜接、融合了東西方文化傳統與現代科學之間的鴻溝，可謂中西合璧，雅俗共賞，讓人讀起來就產生拍打的衝動，讓很多科學的頭腦豁然開朗，冰釋前嫌，更願意從人體這個小宇宙中重新看世界、觀宇宙，更願意從理論解說進入真修實證。

第三，作為一個曾經的病患和科學工作者，凡夫沒有讓大家感覺科學說理的枯燥乏味，而是以身作則，持之以恆地在自己和他人身上實踐拍打。用一個個鮮活的病例、懸念和豐富的圖片來說明問題、提供答案，令人讀起來興味盎然，彷彿在讀偵探小說。相信很多拍打拉筋實踐者和病患更會邊讀邊產生共鳴，繼而反覆閱讀、仔細揣摩，再投入實踐。

第四，凡夫對拍打手法、心法和很多常人不太注意的細節進行了一絲不苟的分析和探討，比如對拍打和被拍打者的姿勢、著力點，甚至對各類常用拍打棒的功能、特點都做了仔細研究。這是真正的科學精神，而且具有很大的實用性、普遍性。正是這種勇於探索的科學精神和開放的胸懷才會鼓舞更多人去動手實踐而非紙上談兵，只要實踐了就能知道結果，有了結果就更樂意傳播、分享，讓更多人受益。

第五，凡夫對很多人普遍關心的病和症做了專題探討和病例分享，比如高血壓、牙痛、肩周炎、寒症、過敏、辟穀、禪跑等等，並對每個問題都有自己的獨到見解，往往融合了中醫、西醫、科學等多方面知識，再加上真實的病例和感受，讓人讀起來感覺實用可信，簡單易行。

第六，凡夫不僅實踐、研究拍打拉筋，而且對撞牆、貼牆、辟穀、禪跑、八段錦、氣功、佛法、中醫理論都有自己的真修實證，絕非一般書生的紙上談兵。也正因如此，他對各種方法的比較鑑別才得心應手，兼具理論性、實用性，適合不同年齡階層和文化層次的人閱讀。

一個科學家，一個通靈者，一個大學老師，一個拍打拉筋實踐者、研究者、傳播者，也是一個普通的父親、丈夫、兒子、病人……集如此多身分和特質於一身的一個凡夫，寫了一本談拍打的平凡小書，給更多的凡夫傳播一種平凡實用的方法，真可謂一個凡夫的拍打傳奇！

蕭宏慈　於洛杉磯

幸運如我——自癒之路

我很少意識到自己身體有什麼不好，還常因為生命的安排總讓我努力付出就有收穫而慶幸不已。單就年近四十時還能跨領域取得博士學位，就值得千恩萬謝老天幫忙了，而這四年來又頻頻得獎，甚至到了領獎時有一位同事忍不住問我：「是否覺得最近運氣很好？」的地步。我立即的反應是自己「一直」運氣很好，不只是最近！所以寫這一篇關於身體健康的文章時，才會喜悅滿盈、心懷感謝地採用「幸運如我」當作標題。

執筆時仔細回想，青少年時的身體狀況還真是不怎麼好，只是因為生性樂觀，總覺得過去就過去了，何必再提，人的一生是蓋棺論定的，比起執著過去，看向未來更有希望。但是為了讓讀者了解我如何成為今日的我，分享案例，下文就不憚其煩地詳述本人上半生的經歷，並以自癒之路為次標題。

媽媽曾經跟我說，我在娘胎時她還有工作，因為嚴重的噁心，有時從工作地點樓上的窗戶直接吐到一樓地上。加上那半年爸爸在國外受訓，她又非正式編制人員，兩個人的薪水都遲發，家中只剩眷糧米票可以賣，常到雜貨店賒油鹽。有一次借錢還被老闆挖苦，讓她每天心情都很低落。因為媽媽懷我時這樣內外煎熬，物質條件與情緒都很糟，所以不難想像我是一個先天不足的小孩。

我出生於二十四節氣的大寒之日，當時沒有電話，時間點接近午夜又是寒流來襲，根據爸爸的說法，他敲產婆的門將近二十分鐘才叫醒她。因為不知道胎位不正、難產的危險性，加上經濟環境不好，我是在家中出生而非醫院。

產婆睡眼惺忪地來到我家，接生時發現我的腳先出來，胎位不正，她慌忙處理，還好讓我順利出生。但是據說當時喝了許多羊水，再加上寒流來襲非常冷又是午夜，她沒幫渾身青紫、沾黏胎膜血水的我洗澡，還告訴爸爸這個孩子大概保不住，說她明天早上再來看看，就直接回家睡覺了。而爸爸一向很有實驗精神及工程頭腦，他決定自製長吸管協助我排除腹內羊水，據說很有效，所以我活了下來。

媽媽曾說我自幼就不吵不鬧，她與姨媽聊天聊到忘記有嬰兒在房內，據說我已經屎尿滿身，卻仍睜大眼睛乖乖地不出聲。後來媽媽又懷了弟弟，弟弟出生後六個月就因為重病死亡，這段期間爸媽都在醫院搶救弟弟的生命，沒有心力照顧我，又沒有親戚在台灣可以托育，兩歲的我常常在門口等爸媽回家、坐在小尿桶上睡著。據說有一次整個家翻遍都找不到人，最後在床底一角發現熟睡的我。

這樣的出生經歷與成長狀況，讓幼年的我很多病，很遲才會走路，還罹患氣喘、過敏、膝關節韌帶發育不完全等毛病。據說為了我縮起腿來不走路，爸媽帶我至醫院直接注射膠性鈣到腿部，打了很多針。直到今天我的腿骨很粗，但膝蓋很小，或許就是醫療的後遺症。

讀高中的時候，學校規定要唱軍歌踏步到操場參加升旗典禮，我會走著走著就自己腿軟跌倒，隊伍後面踏步走的同學剎車不及會踏到我的身上，所以後來班導叫我留在教室畫海報或抄黑板，算是因公留守，以免發生危險。就醫時，西醫說我的病因是膝關節韌帶發育不完全，嚴重的時候我蹲著小便會站不起來，需要雙手撐開扶牆才能起立，連上一次廁所也困難重重。

西醫也警告我如果不能長期慢跑，就無法解決膝關節韌帶發育不完全以及氣喘的老毛病，但是當時的我因為課業繁忙又不喜運動，還是得過且過並未遵從醫囑。所以每次流行感冒一定有我的份，還比別人多吃一顆氣管擴張的藥。印象中吃完後，手會不由自主地抖動，而腿軟的毛病也讓我更不喜歡運動，高中時最怕上的課就是體育課。

因為自我要求高，經常讓自己的身體過勞，樂此不疲地追求外界的肯定，又不愛運動，到了二十九歲，需要開車一小時上班，進入辦公室發現自己連腰都直不起來。某次踱步捶腰，被同事嘲笑：「妳到底幾歲呀？」才驚覺再不運動就等著長期服藥了。當時爸媽每天傍晚在家附近的學校操場散步，我就跟著，發現自己走的比雙親還慢，比父母的體能還差，不愛惜身體的程度令人咋舌。於是開始發憤圖強，自我心理建設，許諾每天撥給身體一個小時運動放鬆的時間，全然關注並感謝身體的辛勞。自此二十多年沒有毀約，持續散步慢跑至今。

散步慢跑這項運動對我的身體影響很大，不只改善我膝關節及氣喘的老毛病，還治好寫黑板導致手指龜裂的問題。持續慢跑數年之後，走路時邁步輕健、睡覺時呼吸綿長，再也不會突然腿軟跌倒，又因為流汗排廢，讓我不至於像其他博士班的同學一樣，因為過勞引發氣血淤堵而生病。還有，慢跑這項運動不需花錢也不一定要有伴，所分泌的腦內啡又讓人心情平靜舒坦，執行一段時間之後會欲罷不能，對於勞心工作的人是很好的選項。

在療癒的方式上，四十歲是我人生的分水嶺，之前完全不曾接觸中醫或民俗療法，是西醫忠實的信徒。四十歲之後經朋友大力推薦中醫治療婦女病的複方，才開始接觸中醫，當時對中醫的認識是溫和治療卻無速效。後來因緣際會學習了拉筋拍打，首次接觸民俗療法，過程記錄在《與諸神對話》一書序文「主題之外的人生」這篇文章之中；又因為參加拉拍的聚會進一步了解刮痧、拔罐、扭腰、貼牆功等養生保健的方法，執行後進一步改善身體狀況。

拉筋拍打的朋友都很熟悉自癒一詞，就是以最適合自己的養生保健方式調理身體，其中沒有哪一種方式最好的評高論低，都是親身實證之後接受自認為最適合自己的法門。因為適合才能持久，也由於長期實施才能收效，或許「自己的身體自己做主」的尊重態度，是自癒之道最關鍵的精神。以下談談我實行多年的養生保健方式及其源起經過，當作自癒之道的案例分享。

慢跑（禪跑）

前文已經談到我二十九歲開始慢跑，因為體力差，跑步速度非常慢，雖然有跑步的姿態卻比別人走路還慢。某次在操場慢跑時經過一對母女，小女孩指著我以稚嫩的童音問她媽媽：「這個人在幹什麼呀？」她媽媽答說：「阿姨在慢跑。」小女孩非常不能接受地大聲說：「不對！」她媽媽又很有智慧地回答：「慢跑就是要慢慢跑呀。」當時我能理解，因為自己跑得太慢導致姿態怪異，才會有這番問答，也很感謝這位愛心媽媽幫我解釋。

上述母女的對話可以知道我的慢跑有多慢了，沒料到的是歪打正著，十幾年之後才知道這種跑步方式叫做「禪跑」。因為慢所以不喘、呼吸綿長，足以練氣；又因為我的膝關節韌帶發育不完全，所以必須低頭專注於跑步以免突然腿軟跌倒，正好符合禪跑要專注的要求。因禍得福，就這樣「禪跑」了二十幾年卻不自知！附帶的影響是，某天老公還形容我睡覺時宛如練習「龜息大法」，就是睡著之後氣息綿長、很久才需要換氣一次。就這樣，禪跑治好了我氣喘的老毛病，四十歲開始也很少再罹患感冒，由此可知老子所言「禍兮福之所倚，福兮禍之所伏」的道理，人生不需要算計太多，手上拿到的牌再糟，賽局結果也未必不如意。

二十幾年禪跑使我的體質徹底改變，包括療癒了俗稱富貴手的手指龜裂問題、改善氣喘的毛病、調理腿軟跌倒的症狀，還使我臉色不再發黃，手掌也有了血色，加上腳步輕健，想要心情不好都很困難。至此感嘆人生四十才開始，不亦樂乎！再配合下文所述的拉筋拍打與調心，不只身體健康，還精神愉快，因此野人獻曝，誠摯推薦各位踏上自癒之路，找到最適合自己的養生保健方式來調理身體，縱使先天不足，人生也能變成彩色的。

拉筋

長期慢跑唯一比較不好的是膝關節負重震動所造成的問題，或許也是源自於年齡老化，年近四十歲，爬樓梯時膝蓋會喀啦亂響，覺得膝蓋無力，經朋友推薦開始吃保健食品，早晚一顆吃了兩年多卻沒什麼改善。無奈之下嘗試練瑜伽，練了一年多，期間覺得身體的柔軟度獲得改善，但是膝蓋還是無力且背脊中段仍舊無法彎曲。某次在我坐著伸直雙腿練習上身貼地時，背脊姿勢不夠正確，瑜伽老師恨鐵不成鋼，直接重壓我的背部，只聽我的雙腿鼠蹊部附近骨頭發出喀啦一聲，就痛到三個月無法正常走路，至此結束了我的瑜伽生涯。

我並沒有因為膝蓋無力而停止慢跑，因為我太喜歡跑步之後放鬆又舒適的感覺。瑜伽生涯因故中斷，只好另覓蹊徑，探訪除了吃保健食品保養膝蓋外，有沒有別的方法可以改善膝蓋問題。二〇一〇年因緣際會，開始學習拉筋拍打法，知道上拉筋凳可以正骨，甚至加寬氣血的管道，我就忍痛拉筋。一開始拉筋三分鐘就滿身大汗、面色如豬肝，痛到不行，後來掌握訣竅，可以上拉筋凳二十分鐘。或許因為之前練過瑜伽一年多，學習拉筋時進步很快，天天練習之下，我可以在寒暑假期較空閒時，單足拉筋四十分鐘，早晚各一次，一天總共花二個多小時拉筋，直到不需加上鉛塊也可以足部踏地。此時真的自覺健步如飛，膝蓋問題似乎全好了。

人生總是起伏跌宕，不像童話故事所形容的「從此過著快樂幸福的日子」。在身體改善之後，夫妻兩人決定挑戰高海拔、空氣稀薄的生存條件，參加了西藏之旅。近十天下來，我因為旅程緊湊又無拉筋凳，停止每天拉筋二個多小時的例行保健活動，又碰到地理環境劇烈轉變，或許是西藏高原的壓力及空氣密度與平地差異太大，結束旅程回家幾天之後，膝蓋竟然全面支解不聽使喚。小時候膝關節支離破碎的感覺又回來了，內心恐慌又懊悔，沒事找自己麻煩去參加西藏之旅，現在吃到苦頭了，上班又不能中斷，有四個多月真是苦不堪言。

這段期間我一直問自己，要不要恢復拉筋的習慣呢？因為支離破碎的膝關節上拉筋凳，一不小心就會扭到，感覺痛不欲生。但是放棄這項曾經治癒我膝蓋無力問題的活動又心有不甘，評估之後決定不用鉛塊綁住下方小腿，以免加重膝蓋的負擔，並將拉筋時間由四十分鐘降為三十分鐘，持續拉筋並輔以拍打，縱使疼痛也不放棄。這四個多月出痧狀況可想而知，非常慘烈又疼痛，但是拍打過後膝關節會腫脹淤痧，反而減輕了支離破碎的感覺。

俗語說天公疼憨人，半年後我的膝關節又恢復正常，能夠自由自在趴趴走的感覺美妙極了。感謝自己不曾放棄拉筋拍打的保健方法，這套方法也確實再度發揮了自我療癒的功效，五十歲的人還能腳步輕健，值得高興也滿懷感恩。至今我仍舊每天上拉筋凳一小時、兩腿各三十分鐘，不必加上鉛塊也能夠足部踏地，自覺身形變佳，甚至還長高了一些，雙腿也變得比較直些。再度野人獻曝，誠摯推薦各位踏上自癒之路，自己的身體自己做主，找回自然的養生方式來過活。

拍打

將慢跑與拉筋放在這篇文章前面，此處才談到拍打，實在是源於本人較少拍打。因為對我而言，拍打之痛、痛不可支，除非無路可走、不舒服的感覺無法透過其他保健方式改善，我才會考慮採用拍打法。另外一個理由是對於女性而言，上班時衣著如果露出拍打過後皮膚上青紫的痧，會引發極度關切，逢人詢問便需解釋一番，太麻煩了，再加上天性愛美，所以我並不常拍打。

由於老公是拍打高手，我這麼做等於是入寶山卻空手而回，所以幾年下來還是有親身經歷的拍打二三事可以談談。先談我的膏肓穴拍打經驗，二〇一〇年夫妻倆都還是拍打的初學者，我右肩因為常打電腦及抬手寫黑板而疼痛，尤其在夜間部課程結束開車回家時，更是疼到像針扎一般。於是請老公幫忙拍打背部膏肓穴，我又突發奇想地想雙管齊下以收速效，先拔罐再拍，如此拔罐加上拍打四十分鐘之後，感覺背部黏黏的，原來胡亂弄到破皮，之後一個多月才結痂收口，這次經驗驗證了欲速則不達的道理。

再談一次印象深刻的拍打經驗，也是初學時，拍打左腳掌的背面十五分鐘之後，出了整片黑痧又腫又痛，心想一不做二不休，乾脆繼續拍，看一看會不會直接退痧。結果當天晚上足部發麻，腫到連室內大拖鞋都穿不下。神奇的是，睡一覺醒來痧也全退了，腳掌跟平常一樣，膚色正常又不腫不痛，拍久一點真的會一天就退痧！但是拍打同一部位一個多小時太花時間，所以我也只試過一次。

此後陸續以拍打的方式，處理過我的足跟疼痛、小腿抽筋、右手肘外側痠痛等問題，並在拉筋時以拍痧板輕敲鼠蹊部，舒緩婦女病相關症狀，這些都是我的實際經歷。四年多斷斷續續拍打下來，也從整片黑痧變成點狀青痧或紅痧，有時甚至不出痧，只有溫暖並提升陽氣的感覺，這可不是拍打力道過輕所致，因為我的身旁有位拍打高手隨侍在側喔。

拍打出痧的疼痛感一向是推廣這類保健方式最大的障礙，在此我有一點心得，因為我怕痛，所以請老公這位拍打高手幫拍之前，一定自己先拍一百下以上。這是因為行血之後再拍比較不痛。如果還不行，我也不強求速效，通常會每天持續用自己能忍受的力道，以拍痧板自拍兩至三週之後，再請老公幫拍同一部位。此時拍打的疼痛就會落在可承受的範圍之內，調理身體的效果也不差。

調心

我認為調心首重感恩與懺悔，心懷感恩能讓自己常處於喜樂之中，比較不容易抱怨或生悶氣。如果日常生活能對所遇到的每件事都感恩，身心想不健康都很難。所以感恩其實不是為了別人，而是不找自己麻煩最好的方式。

而懺悔一詞容易讓人聯想到犯罪，或許採用「寬恕」替代更佳。寬恕每一件自己不想碰到卻逃不開的事，寬恕不如己意的表現，其實寬恕別人就是饒了自己，所以最要寬恕的是自己。或許是自己召喚這些境遇來學習的，或許是性格所致，或許是自己一定要怎樣而且現在就要……這些林林總總的或許，形成不滿足的小我，又恐懼失去更多，陷入惡性循環。不如快刀斬亂麻，當下寬恕，饒了自己。

再來是放下，在這點上我比較勝之不武，因為我的性格天生有點阿Q，常能找到理由自我開脫。不論是碰到自認為的好事或壞事，縱使當時有著情緒性的反應，一旦事過境遷隨即忘得一乾二淨，好聽的說法就是放下。放下也有一切交託出去的含意，相信冥冥之中自有安排，而且是最好的安排。尤其在承受不了的時刻不妨交託出去，培養泛宗教情懷，將人生視為一段體驗之旅。不妨打個比方，到了遊樂場玩耍，坐上雲霄飛車急速滑落時不要哀號，搭上急流飛舟俯衝落水時也不必怨嘆，只是一場遊戲啊！而且是自願上車、搭舟的，該做的是趁機體驗，撿拾滿行囊的回憶珍藏，只要精彩活著就不枉此生。

有時也不妨效法陶淵明描述的五柳先生那種「不求甚解」的態度，不要帶著墨鏡看這個世界全變成一片黑暗，宛如被害妄想症患者；既然要花心力詮釋每一刻碰到的人事物，何不讓自己樂一樂而只想它們的光明面呢？每天數一數自己擁有的一切，養成這個習慣之後，包管覺得自己幸運極了！

調心是每一刻的功課，聖人也不能掛保證明天連任。如果時刻覺察身心狀態的改變，偶有不妥不適就能立刻調整，以最適合自己的方法持續改善身心，就算是踏上了自癒之路。禪跑、拉筋、拍打、調心等諸多法門任君選擇，只要開始就不嫌太遲。幸運如我也幸運如你，祝福每個人都能擁有健康快樂的明天。

凡夫之妻

BH0025R

經絡拍打基本法：怎麼拍？拍哪裡？為什麼？

作　　者　凡夫
責任編輯　于芝峰
特約主編　莊雪珠
美術設計　陳瑀聲
版面構成　舞陽美術・張淑珍／張祐誠
繪　　圖　王佩娟、劉曜徵
校　　對　凡夫、莊雪珠

發 行 人　蘇拾平
總 編 輯　于芝峰
副總編輯　田哲榮
業務發行　王綬晨、邱紹溢
行銷企劃　陳詩婷
出　　版　橡實文化 ACORN Publishing
臺北市10544松山區復興北路333號11樓之4
電話：（02）2718-2001 傳真：（02）2719-1308
網址：www.acornbooks.com.tw
E-mail信箱：acorn@andbooks.com.tw
發　　行　大雁出版基地
臺北市10544松山區復興北路333號11樓之4
電話：（02）2718-2001 傳真：（02）2718-1258
讀者傳真服務：（02）2718-1258
讀者服務信箱：andbooks@andbooks.com.tw
劃撥帳號：19983379 戶名：大雁文化事業股份有限公司

印　　刷　中原造像股份有限公司
二版一刷　2023年8月
定　　價　450元
ISBN　978-626-7313-39-8

國家圖書館出版品預行編目（CTP）資料

經絡拍打基本法：怎麼拍？拍哪裡？為什麼？／凡夫著. -- 二版. -- 臺北市：
橡實文化出版：大雁文化發行, 2023.08
272面；17×23公分
ISBN 978-626-7313-39-8(平裝)
1.CST：民俗療法 2.CST：養生
413.97　　112011443